居家康复丛书

图说

尿失禁康复

总主编 励建安　黄晓琳

主　编 李旭红

编　者（以姓氏笔画为序）

王丽娟　邓丽明　石汝婷　向　娟

向亚利　刘千瑜　孙绍丹　杨　硕

李春跃　严文广　张秀兰　周艳华

周罗治非　侯　巧　姜凌辉　曾小玲

谢　芬　黎晶晶

绘　图 南京荧锐教育科技有限公司

人民卫生出版社

图书在版编目（CIP）数据

图说尿失禁康复 / 李旭红主编 . —北京：人民卫
生出版社，2019
（居家康复丛书）
ISBN 978-7-117-29122-4

I.①图… Ⅱ.①李… Ⅲ.①尿失禁 – 康复 – 图解
Ⅳ.①R694.09-64

中国版本图书馆 CIP 数据核字（2019）第 233675 号

人卫智网　www.ipmph.com　医学教育、学术、考试、健康，购书智慧智能综合服务平台
人卫官网　www.pmph.com　人卫官方资讯发布平台

版权所有，侵权必究！

居家康复丛书——图说尿失禁康复

策　　划　周　宁
主　　编　李旭红
出版发行　人民卫生出版社（中继线 010-59780011）
地　　址　北京市朝阳区潘家园南里 19 号
邮　　编　100021
E – mail　pmph @ pmph.com
购书热线　010-59787592　010-59787584　010-65264830

印　　刷　北京画中画印刷有限公司
经　　销　新华书店
开　　本　787×1092　1/32　　印张：11
字　　数　155 千字
版　　次　2019 年 12 月第 1 版　　2019 年 12 月第 1 版第 1 次印刷
标准书号　ISBN 978-7-117-29122-4
定　　价　45.00 元

打击盗版举报电话: 010-59787491　　E-mail: WQ @ pmph.com
质量问题联系电话: 010-59787234　　E-mail: zhiliang @ pmph.com

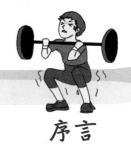

序言

　　康复，是指综合地、协调地应用医学的、教育的、社会的、职业的各种措施，使病、伤、残者已经丧失的功能，能尽快地、最大可能地得到恢复和重建，使他们在体格上、精神上、社会上和经济上的能力得到尽可能的恢复，使他们重新走向生活，走向工作，走向社会。康复不仅针对疾病而且着眼于整个人，从生理上、功能上和心理上进行全面康复。

　　世界卫生组织在2011年颁布的最新世界残疾报告中指出，每个人一生中或早或晚都要经历功能障碍或者残疾，这是人类的一种生存方式。换句话说，康复跟每个人都相关。我们的周围每时每刻都可以找到有功能障碍的普通人，调动患者的内在因素，积极地来改变患者对环境的适应能力，同时改造外部环境，达到人和环境的和谐统一，这就是中

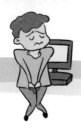

国的传统理念——天人合一，也就是康复的目标。

现在的医学概念认为，康复医疗和临床治疗以及预防的关系已经不再是一个简单的时间顺序，而应该是交织在一起的服务链。我们知道，92%的疾病是不能完全治愈的，会有各种类型的功能障碍遗留下来，这些功能障碍问题的解决不是药物可以控制的，那就需要康复医疗。由此可见，预防、治疗、康复是一个完整的服务链，其重要性可见一斑。

康复医疗是让人回归家庭和社会的保障，积极的生活方式、运动锻炼、合理的饮食、好的心态、避免不良的生活习惯，这些都是康复医疗。康复是一项有益的投资，能提高人类的能力，其普及和推广的积极意义将惠及整个国家和大众，这是件大事情。

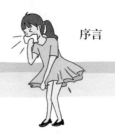

我们的医学模式正在改变。过去，我们的注意力往往集中在患者的身体功能和结构上，也就是说我们把患者当做一个患了病的器官、组织或者系统来看待，现在我们更多的是要看个人的活动和参与。国际上越来越重视作业的治疗和职业治疗，不是指疾病的痊愈，而是指社会角色的恢复，这就是我们讲了多年的"回归社会"。由于康复治疗以重返工作、重返社会作为核心目标，因此我们的思路要从过去的"我希望有损坏的组织器官得以痊愈"，转向提升功能和重返社会。

康复医学更多的是理念，是思路。我一直记得国际康复医学会前主席奥克·肖特的一句话，"什么是康复，康复就是教育"。所有的康复治疗都应该要求每个人的主动参与，而康复需要做的就是教育每个人，让大家知道问题所在，理解问题，并树立信心去一步一步解决问题。在康复过程中，每个人都会惊喜地发现自己的变化以及人类战胜疾病的

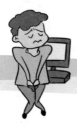

潜质，在改善各种功能的同时也改变了心态，培养出积极乐观的人生态度。

康复科普系列丛书将覆盖肩颈痛、高血压、糖尿病、脑卒中、运动创伤、慢性阻塞性肺炎等上百种常见病的居家康复常识，请大家能给予康复更多的理解，让更多的功能性障碍的患者获益，赢得最佳治疗时机，重拾生活的信心，获得生命的尊严。这是康复科普丛书的目标，让我们一起努力，因为这关系到你我每个人的健康。

励建安

主任医师、教授、博导
国际物理医学与康复医学会前主席
中华医学会物理医学与康复学分会主任委员
江苏省康复医学会会长

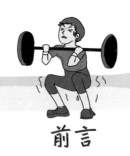

前言

　　高品质的幸福生活与身心健康密切相关，躯体功能障碍对生活质量的影响已被广泛认知，但有些问题涉及隐私往往难以启齿，尿失禁就是其中之一。尿失禁是指患者不自主的漏尿，常伴有尿频、尿急、排尿困难，严重者需长期使用尿布、尿垫，还有可能继发尿路感染和肾衰竭。由此可知，尿失禁带给患者生理及心理上的痛苦绝不低于其他类型的功能障碍，这种难言之隐极大地影响患者特别是老年患者的生活质量。

　　尿失禁可在任何年龄段发病，但在成年女性中多发，妊娠与分娩是其主要原因。绝经后妇女尿失禁发病率高达50%，可并发脏器脱垂、性功能障碍、粪失禁等其他盆底功能障碍。一般来说，女性尿失禁发病率远高于男性，约为男性2倍，但到50岁以上，男性尿失禁发病率明显上升，儿童遗

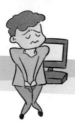

尿症也并不少见。在尿失禁患者里，最棘手的是神经源性尿失禁，比如神经系统发育障碍、脑卒中、颅脑外伤、脊髓损伤、糖尿病、盆腔手术等都有导致神经源性尿失禁的风险，其处理更具挑战性。

尿失禁患者往往羞于就医，导致对尿失禁发病率的统计远远低于实际情况。该病早期常因大笑、咳嗽、打喷嚏或运动时腹压突然升高导致漏尿，未引起重视，误以为漏尿是年龄增大的自然现象，因此，许多尿失禁患者容易错过最佳治疗时机。随着年龄的增加，尿失禁的发病率逐步增加且症状加重，严重影响患者的健康和生活质量。

近年来，尿失禁在全世界范围内逐渐得到重视，2009 年由国际尿控协会发起设立世界尿失禁周，时间是每年六月份的最后一周，在此期间进行世界范围内的尿失禁知识宣传推广，旨在为尿失禁患者提供专业的服务与帮助。然而，国内至今关于

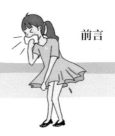

尿失禁的科普读物仍然很少，我们特组织相关人员编写了本书，希望通过本书的出版，推动尿失禁的科普与康复。

　　本书材料从湘雅大数据系统几万例尿失禁患者治疗和康复的资料中精选而出，内容全面，图文并茂，临床指导性和实用性强，是一本通俗易懂和开卷有益的健康手册。感谢各位老师对本书编写给予的指导和帮助，也感谢缳亚（上海）医学科技有限公司在制图上的协助！由于我们经验不足，水平有限，书中难免存在纰漏，敬请广大读者、同行赐教！

李旭红

于中南大学湘雅三医院

目录
CONTENTS

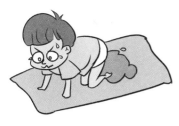

CHAPTER 3　尿失禁的诊断 __81

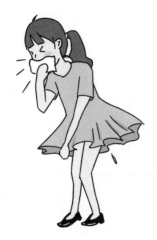

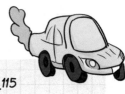

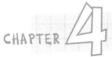
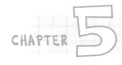

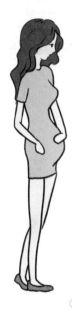

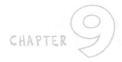
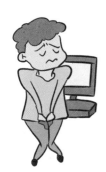

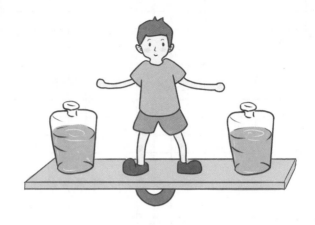

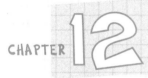

CHAPTER **12** 老年性尿失禁
的康复 __285

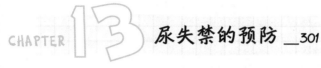
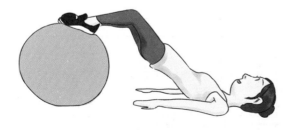

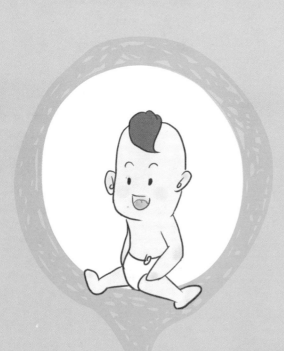

CHAPTER 1

尿里的大学问

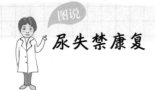
一、人体是个水立方

　　水是地球万物的生命之本，地球表面有 75% 都是被水覆盖的！如果没有水，五彩斑斓的世界根本不可能出现。对于人类来说，水是人体最大的组成部分，它分布在每一个器官和细胞，几乎每一个生理、代谢活动都需要水的供给才能运行。水约占成年男性平均体重的 60%，占女性平均体重的 50%～55%，在老年人体内最少，在婴幼儿体内较多。

水占人体体重的比例

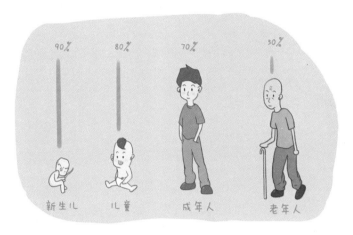

　　水是人体内体液和细胞的重要组成部分，它就像是人体的运输车，既可将营养物质运入相应的组织和细胞，又可将组织和细胞代谢产生的废物运出体外。除此之外，水还是人体温度的控制器，它可通过汗液的蒸发控制体温。

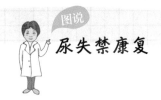

水这么重要，人体怎么
保持水平衡呢？

1. 排汗

出汗是人体排泄的一种形式，排泄是生物体将代谢废物排出体外的过程，是所有生物生存的必要生理活动。汗液中除了少量的无机盐和尿素，99%都是水。但是每个人的汗水量都不固定，它根据运动量的变化而变化。久坐、不动和处于中等环境温度中汗液产生量较小；激烈运动、处于高环境温度或者高湿度环境中，汗液产生量很大，甚至可以达到数升。

2. 粪便

排便也是常见的排泄途径，健康成年人每天排出的粪便中大约有200毫升水。

3. 呼吸

肺通过呼吸会排出二氧化碳和少量的水。

4. 尿液

尿由肾脏产生，主要由尿素、无机盐和水组成。人体排尿量变化范围很大，从大约每天 500 毫升至数升不等，正常的排尿量一般保持在每天 1000 ～ 2000 毫升。尿液不仅可以调节身体中的体液平衡，还可以把可溶性废物排出体外，保证人体健康。

人体水平衡

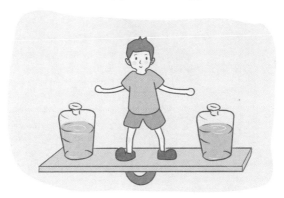

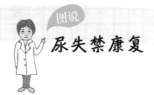

中国有俗话说"病从口入"，说明人们普遍重视"吃"的健康。相比起来，排尿这个生理活动就容易被忽视。殊不知，尿其实是维持人体水平衡的重要途径，合适的尿量可使摄入水和排出水保持动态平衡。尿的主要功能是排出体内多余的水及代谢废物，保持体内水的平衡，所以尿的生成与排泄对于人体来说是无比重要的生理活动。

尿是维持人体水平衡的重要途径

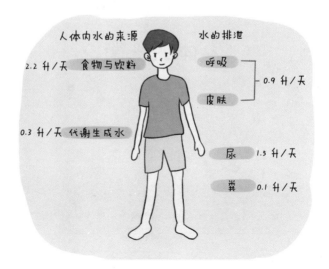

人体内水的来源　　　　水的排泄

2.2升/天　食物与饮料

呼吸

皮肤　　　　0.9升/天

0.3升/天　代谢生成水

尿　1.5升/天

粪　0.1升/天

二、人体尿液的特点

1. 人体正常尿液的特点

排尿看似是小事，但点点滴滴都反映了人体自身的健康状况。

尿的特征：尿量、颜色、透明度、比重、次数、性状

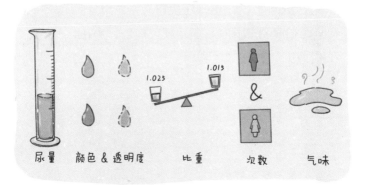

尿量　　颜色 & 透明度　　　比重　　　次数　　　气味

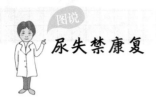

尿量：正常情况下每次尿量约 200～400 毫升，24 小时尿量约 1 000～2 000 毫升，平均 1 500 毫升左右，与喝水量有关。24 小时尿量超过 2 500 毫升为多尿，可见于正常大量饮用液体或妊娠。24 小时尿量少于 400 毫升或每小时尿量少于 17 毫升者为少尿。24 小时尿量少于 100 毫升或 12 小时无尿量产生者称为无尿或尿闭。

颜色：正常新鲜尿液呈淡黄或深黄色，尿液浓缩时，量少色深。异常情况下尿颜色的变化：①血尿，洗肉水色。②血红蛋白尿，浓红茶色或酱油色。③胆红素尿，深黄色或黄褐色。④乳糜尿，乳白色。

透明度：正常新鲜尿液清澈透明，放置后见微量絮状沉淀物，加热、加酸或加碱后，尿盐溶解，尿液即可澄清。泌尿系统感染时，新鲜尿液呈白色絮状混浊，加热、加酸或加碱后，其混浊度不变。

酸碱度：正常人尿液呈弱酸性，一般尿液 pH 为 4.5～7.5，平均为 6.0，饮食的种类可影响尿液的酸碱性。

比重：正常成人的尿比重在 1.015～1.025 之间波动，一般尿比重与尿量成反比。

气味：正常尿液气味来自尿内的挥发性酸。尿液久置后有氨臭味；泌尿道有感染时新鲜尿亦有氨臭味。糖尿病酮症酸中毒时，患者尿有烂苹果气味。

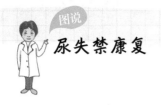
2. 异常尿液

尿量、尿的颜色、透明度、酸碱度、比重、气味不正常时都是尿的异常，应该及时就医。可对比以下这张图，判断自己尿液颜色是否正常。

异常颜色的尿液

尿是身体健康的晴雨表，异常颜色的尿液提示有健康问题

血尿	褐色尿	绿色尿	白色尿	黑色尿	橘色尿	泡沫尿
虎红 鲜红 深红	淡青色 菜色 酱油色					

三、尿的学问

吃饭是人体健康所必须的，排尿也是。尿是废物，生不成或排不出都会影响人体的生理健康。

1. 人体的产尿装置

人体的产尿装置：肾小球和肾小管

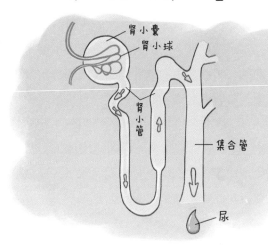

肾小囊
肾小球
肾小管
集合管
尿

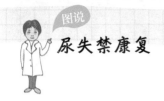

2. 水变成尿的神秘旅途

尿从哪里来？尿是人体代谢的产物，是通过泌尿系统生成与排泄的。泌尿系统由肾、输尿管、膀胱和尿道组成，血液经过肾脏，生成尿液，由输尿管输送到储存尿液的膀胱，最后由尿道排出体外。肾脏是生成尿液的器官。

水变成尿的神秘之旅：水或饮料入口后先进入胃肠道，经消化系统吸收进入血液，然后通过漫长的血液循环输送到全身各脏器，再流入肾脏。进入肾脏后，肾小球过滤后形成原尿；之后肾小管作为垃圾处理站，将原尿中的营养物质、大部分水分和无机盐重新吸收回血液，此时形成含有少量氨的代谢产物和盐类的水溶液为终尿（即我们所说的尿），尿经过输尿管、膀胱、尿道排出体外。若肾脏不能生成尿了，那么就是肾出现问题了，这种情况发生在肾功能障碍甚至尿毒症患者。

影响尿液形成与排出的因素很多。气候因素、温度、生理活动和劳动强度，甚至人的心情等都可以对排尿产生影响。一般情况下人每隔 2 ~ 3 小时排一次尿。

人体的沁尿系统图

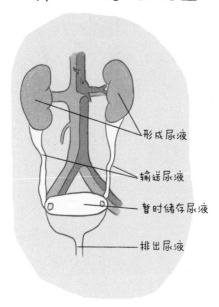

形成尿液

输送尿液

暂时储存尿液

排出尿液

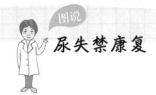
水变成尿的神秘旅途

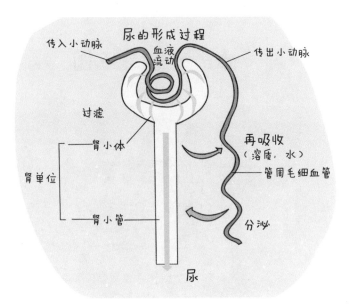

尿的形成过程

传入小动脉

血液流动

传出小动脉

过滤

再吸收
（溶质，水）

肾小体

管周毛细血管

肾单位

肾小管

分泌

尿

14

四、人体的排尿装置

肾脏产尿是连续的，但是为什么我们不需要一直上厕所？是因为人体十分机智地设置了专门的储尿和排尿装置。

肾脏产生尿后，就由一根长长的水管（专业名为输尿管，长 20～30 厘米）从肾脏输送到储尿器——膀胱储存，存到一定量时，膀胱定期排空，尿液从尿道排出。

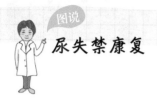

人体储尿和排尿装置——膀胱与尿道

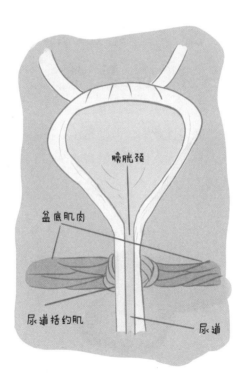

膀胱颈

盆底肌肉

尿道括约肌

尿道

1. 输尿管将尿液由肾脏输入膀胱

输尿管主要由平滑肌组成，能作蠕动运动，从肾盂向下传播。人体输尿管的起点位于肾小盏及其附着于肾实质的部分，输尿管的下端斜着穿入膀胱三角区的两侧，因为有了蠕动波的不断助力，就可将尿液喷入膀胱。蠕动波每分钟约发生 1～5 次，每次历时约 7 秒，每秒约前进 3 厘米（很精确的啊）。当蠕动波到达时，储尿器官入口就会开放。有趣的是，尽管膀胱会因为尿液的到达而"自动开门"，但如果接收尿液多入口处会自动关闭，这样就阻止了膀胱内尿液倒流。人类的身体还真聪明呢！

原来，输尿管与膀胱连接处有一种特殊的肌肉开关（括约肌），膀胱就像一个水库，而括约肌就像水库闸门的开关，输尿管蠕动将肾脏产生的尿输送到膀胱与输尿管的连接处时，这个开关才开放，每分钟单向打开约 10 次。正是因为身体里有了这样一个巧妙的结构，既能有效地将肾脏产生的尿液推入膀胱，又能防止膀胱内尿液反流到输尿管。

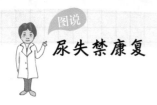

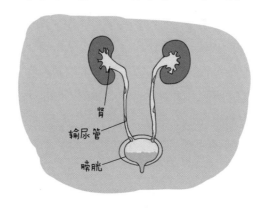

输尿管间歇输送尿液

肾
输尿管
膀胱

2. 膀胱

　　膀胱的结构：膀胱有膀胱壁及其围成的腔，膀胱壁的主要结构是逼尿肌，由平滑肌纤维及结缔组织形成网状结构，可以理解为像是多层尼龙绳编织成的弹性袋子或气球，膀胱腔里存的是尿液。这个肌肉组织使膀胱具有良好的弹性（医学上称为顺应性）及收缩力，所以既能储尿也可以用力收缩将尿挤出来。

膀胱的内表面还有一层黏膜，不要小看这个薄薄的保护层。这层屏障能防止尿渗入人体，也保证了血液不流入膀胱。但保护层并不是无坚不摧，如果身体发生炎症黏膜就可能受损，此时就会产生尿频、尿痛、尿急，严重时还会有血尿。与此同时，黏膜下的肌肉也被暴露，影响逼尿肌的稳定性和收缩力，从而使人体的控尿功能出现故障。

　　膀胱作为一个神奇的储尿器，它可是会变形的呢！尿排空时，膀胱释放尿液后会瘪下去呈三棱锥状，全部位于盆腔内；膀胱储满尿时会膨胀呈球形，膀胱尖可高出耻骨联合上缘，在下腹前壁可摸到（是不是很惊讶？）。膀胱在人体内的位置与年龄因素有关，比如说，儿童的膀胱位置较高，位于腹腔内，到六岁左右才逐渐降至盆腔，而老年人的膀胱位置较低。

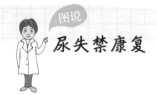

一般正常成年人的膀胱容量为 350～500 毫升，超过 500 毫升时，因膀胱壁张力过大而产生疼痛。膀胱的最大容量约为 800 毫升。新生儿膀胱容量约为成人的 1/10，平均膀胱容量为 30 毫升。8 岁之前，儿童膀胱容量随年龄增长逐渐增加，平均每年增加约 30 毫升。总的来说，一般女性的膀胱容量要小于男性，老年人因膀胱张力低而容量稍大。

膀胱的容量

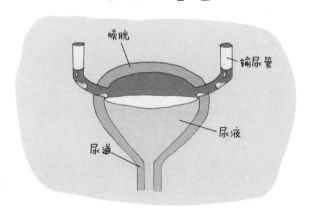

膀胱也会有压力吗？当然！膀胱压力大于尿道压力才会排尿。无尿时膀胱内压力为零。若在空膀胱内注入 100 毫升液体，其内压可增至 10 厘米水柱；但若在此基础上继续注入液体，甚至增到 300～400 毫升时，膀胱内压却不会产生太大变化。这表明了，在一定容积范围内，膀胱内压并不随尿量增加而上升。这种有些"反自然"的现象是由于膀胱储尿的适应性（逼尿肌紧张程度随尿量增加而松弛）。膀胱储尿多时膀胱壁扩张变薄，此时膀胱内的压力不会上升太大，否则有尿液反流伤肾的风险。

　　当超过膀胱的正常容量时，即注入膀胱液体超过 400～500 毫升时，膀胱逼尿肌的紧张性迅速增加，并伴有节律性收缩和松弛，最终引起排尿。这也就是为什么我们会在一定时间段内不被尿意烦恼，而在一段时间后突然有了尿意。

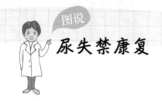

3. 尿道

尿道是膀胱连通体外的管道，其作用是将尿排出体外。尿道自内向外分为黏膜、黏膜下层、肌层。尿道黏膜有利于尿道闭合。排尿的开关—尿道括约肌分两种。一是尿道与膀胱交界处的尿道内括约肌（平滑肌括约肌），收缩时能关闭尿道内口，防止尿漏出。二是尿道外括约肌（骨骼肌括约肌），位于男性尿道的膜部及女性的尿生殖膈，由横纹肌构成，这个开关比尿道内括约肌开关收缩更快速有力，是人体主要的控尿开关，受大脑意识控制。平时此括约肌保持正常持续的轻微收缩以免漏尿，当咳嗽、打喷嚏、运动时强力收缩，预防漏尿，即不会尿失禁。当接受大脑排尿指令时，尿道括约肌自行放松开闸排尿。

五、人体怎么控制好间歇排尿呢

1. 膀胱与尿道协同储尿和排尿

膀胱与尿道合称下尿路,膀胱逼尿肌与尿道括约肌二者协调负责储尿与排尿。膀胱与尿道结构和功能的特殊性是人体储尿与排尿的基础,其关键是因为其有两个开关。

膀胱的入口:尿液入口即膀胱与输尿管的交界处有一个开关—括约肌,可以控制输尿管有节奏的蠕动,从而将尿液注入膀胱,而不会反流入输尿管与肾脏。

膀胱的出口:膀胱的出口即膀胱与尿道的交界处也有一个很重要的开关,即尿道内括约肌和尿道外括约肌。

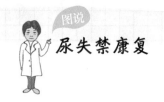
2. 人体的精准控尿

人体排尿就好像有开关控制一般，平时是关闭的，在排尿时短时打开即可。储存尿液的膀胱囊有良好顺应性，在正常充盈（储尿）过程中膀胱维持低压。尿道是出水管道，尿道括约肌就是膀胱与尿道之间的开关。膀胱排空后，尿道括约肌开关关闭，膀胱开始新一轮的储尿和排尿，接收输尿管过来的尿，容量慢慢增大，尿量达到 150 毫升时，人会感觉到膀胱内有尿，但还不需要去厕所。膀胱继续储尿，约 300 毫升时会有明显尿意，但不需要立马上厕所，仍可继续储尿。膀胱储尿到 400～500 毫升时，会有强烈尿意，需尽快找厕所排尿，这时，盆底肌放松，尿道括约肌开关打开，膀胱收缩，配合腹压用力，当膀胱内压大于尿道内压时，尿液就会流出来，膀胱就排空了。

六、男女两性 不同的控尿机制

　　因为男性与女性的下尿路解剖结构差异，其储尿、排尿及控尿机制也不同，故分开阐释。

1. 女性控尿机制

　　男女膀胱结构与功能没什么差别，而尿道是不同性别的重要标志。女性尿道长约4厘米，是一条富含肌纤维的管道。尿道口分为尿道内口和尿道外口，尿道内口位于膀胱与尿道结合部，女性尿道外口在阴道前庭处，位于阴道口的上方、阴蒂头的下方。通常说的尿道口一般指尿道外口。女性尿道黏膜形成皱襞，其黏膜下富含丰富弹性纤维及静脉丛，这两种结构对于控尿起着十分重要的作用。尿道内、外口各有括约肌，能在控尿中发挥最主要功能。

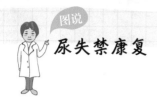
女性的膀胱尿道

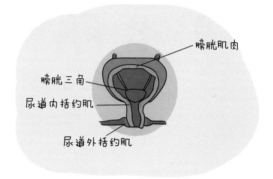

膀胱肌肉

膀胱三角

尿道内括约肌

尿道外括约肌

　　膀胱和尿道位于盆底上面，离不开盆底的支撑。我们知道，盖楼要有地基，楼体才能稳定。盆底也是有弹性的"地基"，包括肌肉、筋膜、韧带等软组织结构，形成一张大网，把盆底器官兜住。盆底有一块肌肉特别重要叫肛提肌，不仅起到支撑盆底器官作用，在肛提肌收缩时，会联合阴道及肛门周围肌肉可将尿道挤向耻骨联合，还能起到关闭尿道的作用。肛提肌大部分为维持张力的慢反应纤维（像长跑运动员的腿部肌肉，持续收缩，长而持久，不易疲劳），主要负责维持站立位时盆底的张力并支撑盆底脏器；尿道与肛门周围肌肉为快反应纤维（短暂快速收缩，易疲劳，如短跑运动员的腿部肌肉），当人咳嗽、打喷嚏、运动导致腹压突然升高时，可强烈快速收缩关闭尿道或肛门，预防尿失禁或粪失禁。

盆底结构受损将影响其支持功能，当腹压增加时，逼尿肌压力急剧升高，当膀胱内压大于尿道内压时，尿液由尿道不自主漏出，也就是平时所说的尿失禁。

女性的盆底肌与控尿

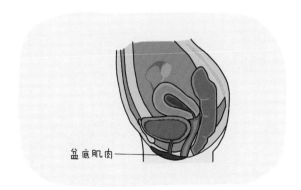

盆底肌肉——

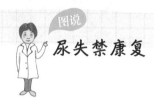

2. 男性下尿路解剖与控尿机制

男性的下尿路与生殖系统共享一条通道，还多了一个前列腺。男性尿道长约18厘米，分为前列腺部尿道、膜部尿道及海绵体部尿道，自然状态下呈S型。男性尿道有三个膨大、三个狭窄及两个弯曲。三个膨大在前列腺部、尿道球部和尿道舟状窝；三个狭窄分别在尿道内口、膜部和尿道外口。其特殊的前列腺部尿道及膜部尿道在控尿中起至关重要的作用。

男性膀胱尿道周围结构图

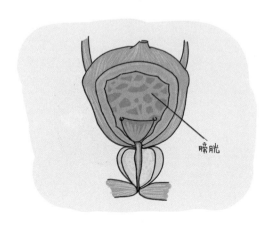

膀胱

男性的尿道结构图

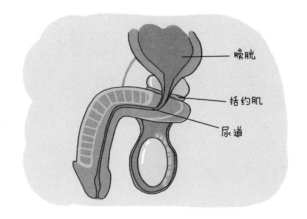

膀胱

括约肌

尿道

　　前列腺在膀胱颈的下方，包绕着与膀胱相连的一段尿道，此部分尿道被称为前列腺部尿道，长约3厘米。尿道近端括约肌包绕着前列腺部尿道，其在控尿中起重要作用。膜部尿道长约2厘米，是从前列腺尖端至阴部筋膜，被尿道外括约肌包绕，也与周围相连，形成一个吊带将尿道悬吊于耻骨上，起到了固定尿道的作用。尿道外括约肌处为尿道最大闭合压的地方，在前列腺切除术后，此控尿结构可能受损，这是导致男性尿失禁的最常见原因。

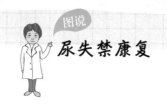
七、怎样做到 轻松自如排尿

排尿是指尿在肾脏生成后经输尿管而暂储于膀胱中，达到一定量后，通过尿道排出体外的过程。

1. 排尿从胎儿就开始

人的排尿从胎儿就开始，胎儿生活在羊水中，羊水的一部分就是胎儿排出的尿。胎儿排尿与其活动状态有关，胎儿在子宫内的排尿绝大多数发生在胎儿苏醒时期，而非苏醒和睡眠状态只会偶尔排尿。除此之外，人们观察到足月胎儿在声学振动的刺激下可诱发排尿，这就表明足月胎儿排尿反射可能受到高位神经中枢控制，而且在妊娠接近足月时已发育成熟。只是在出生后排尿控制机制要经历更多的变化和广泛的调节，所以排尿对于宝宝们来说，也是一个需要学习和逐渐成熟的过程。

生活在羊水中的胎儿

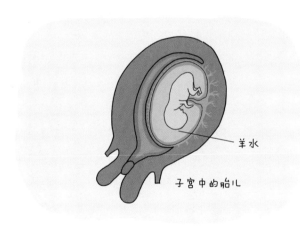

羊水

子宫中的胎儿

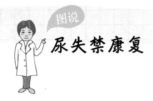

2. 幼儿自主排尿形成

　　小儿在不同年龄，尿量和排尿次数都不相同。而且婴幼儿新陈代谢旺盛，年龄越小，其热能和水代谢越活跃，加之吃的多是液体食物（特别是婴儿期），而膀胱容量又较小，所以每天排尿很多次。开始进食的头几天，由于进食量少，宝宝尿量很少，一天只有 4～5 次。几天之后，排尿次数会迅速增多，在 6 个月时，一天可达 20～30 次，每次约 30 毫升。这个时候宝宝的排尿对于新妈妈来说，真是件恼人的事，当你很认真地给小孩"嘘嘘嘘"把尿，宝贝不尿，但等你刚把他（她）放床上，就不自主地尿湿了裤子和床。6 个月之后，宝宝能吃的半流质的辅助食品越来越多，而且肾脏功能也在逐渐完善，所以排尿的次数会逐渐减少。到周岁时，宝宝一天正常排尿约 15～16 次，每次约 60 毫升（约为普通玻璃杯的 1/3 杯）。2～3 岁时，平均一天 10 次左右，每次的量也逐渐增至 90 毫升左右。

但这些数据并不是一定的，由于宝宝有个体差异，以及受饮水量、气温等因素的影响，尿量和排尿次数都可有较大的变化。出生后最初几个月内的排尿纯属反射性，只有在膀胱充满后才会引起反射性排尿。一般到 5 ~ 6 个月大时，条件反射才逐渐形成，才会在大人"把尿"时乖乖排尿，或在睡醒时哼唧两声表示要排尿。小儿 1 ~ 2 岁时，就会形成意识性的膀胱充盈感，也就是自己知道尿胀了。2 ~ 3 岁时，会根据膀胱充盈的不同程度而形成自主排尿或抑制排尿的能力，这时候的宝宝有了一定的自主排尿，会自主地启动排尿或延迟排尿。3 ~ 4 岁时，多数孩子就能像大人一样自主排尿，24 小时无尿失禁现象。比如对于正常成年人来说，当储尿到 100 ~ 150 毫升，我们就会有初步的尿意，仍可以继续干活。当膀胱里的尿慢慢增加，尿意越来越强烈，直到接到大脑的排尿指令时，我们就会去到厕所，痛快淋漓地排尿。对正常人而言，排尿不是一种随心所欲的行为，而是受我们大脑意识控制的"目标动作"。

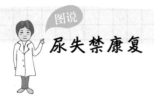

反射排尿图

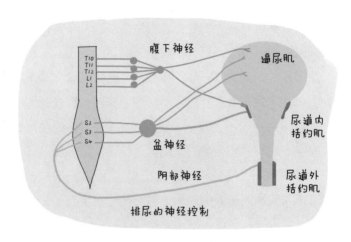

腹下神经

逼尿肌

T10
T11
T12
L1
L2

S2
S3
S4

盆神经

阴部神经

尿道内括约肌

尿道外括约肌

排尿的神经控制

3. 成人轻松排尿

排尿看似简单，却是膀胱、肌肉及神经协调控制的复杂的生理过程。

当膀胱内无尿时其压力为零，随着储尿量的增加，膀胱内压力随之升高，当尿液量达到排尿阈值时（400～500毫升），膀胱壁内压力感受器被激活引起兴奋，冲动沿神经传入，到达脊髓的初级排尿中枢；同时，冲动也到达脑干和大脑皮层的高级排尿中枢，并产生排尿的意识。当条件允许时，大脑发出排尿指令下行传导到脊髓排尿中枢，由脊髓传达指令到执行部门膀胱，膀胱壁逼尿肌收缩，膀胱内压力升高；尿道括约肌放松，尿道打开，尿液被压入后尿道。当尿液进入后尿道，刺激尿道周围的感受器，发放更强的冲动到大脑，大脑也会回复指令进一步加强排尿。此外，肛提肌和会阴肌的松弛，也可缩短后尿道并减小尿道的阻力。与此同时，膈肌下降和腹壁收缩，腹内压增加，随后膀胱内压也升高，加速了尿的排出。排尿后残余的少许尿液，男性通过尿道海绵体收缩将其排出，女性则通过尿液的重力而排尽。

排尿结束后，尿道外括约肌立即收缩，随后内括约肌紧张性慢慢地增强，膀胱逼尿肌舒张，内压降低至零，于是又再次开始新一轮储尿、排尿的过程。

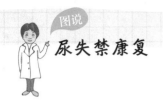
八、排尿的神经控制

　　膀胱和高级神经中枢就像一对官兵，士兵专门负责排尿开关，没有接到长官的排尿指令的时候，士兵坚守岗位守住闸门。一旦有了强烈的尿意，长官就会开始命令士兵开闸，待尿液排净后士兵及时关闸。

　　储尿排尿复杂而精准，是因为膀胱逼尿肌和尿道括约肌工作协调、有条不紊，是谁在指挥？储尿和排尿需要通过中枢神经（脑，脊髓）及外周神经（交感、副交感、躯体神经）共同协调完成。如政府管理一样，储尿与排尿也是接受脑、脊髓和周围神经三级管理的。膀胱和尿道是相互配合的员工，直接受周围神经的领导，周围神经就如基层领导，接受上级脊髓和脑的领导，脊髓上传下达，最高司令部——大脑，是人类的中央处理器，是控制排尿的最高领导。

排尿的神经控制

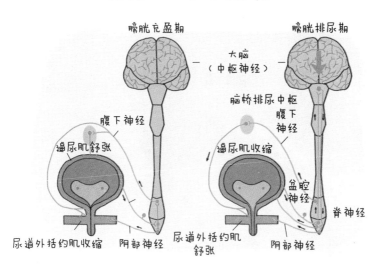

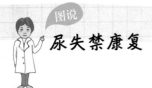

1. 大脑皮质及脑桥排尿中枢——排尿司令部

大脑的复杂程度及发挥的作用是其他任何器官无法比拟的，正因如此，现有多国已经实施了人类"脑计划"，就是为了探寻人类大脑的结构、功能及其运转机制的奥秘，以征服一些脑部疾病（如控制脑异常发育、脑衰老、帕金森病、精神分裂症的治疗和预防等），并开发出具有智力、情感和意识的脑型计算机。

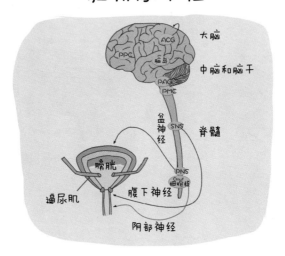

大脑排尿中枢

人脑不是实心球，看上去有点像一个核桃，脑表面的沟、回、裂的形态结构是为了增加大脑表面皮层的表面积和灰质体积，将人脑分为多个不同功能的区域，分管人体吃、呼吸、言语、情绪、思考、大小便等多种感觉和运动。排尿是一个复杂的生理活动，脑部多个部位与排尿有关，如大脑前额部、丘脑、基底节、边缘系统、下丘脑和脑干网状结构都参与调节排尿过程。特别是大脑表面皮质含有两个排尿中枢，一个位于大脑前部额上部的逼尿肌运动中枢，另一个位于皮质区的尿道括约肌运动中枢，分别接受逼尿肌和括约肌的传入冲动及位于脑干的脑桥排尿中枢的冲动，并传出冲动至脑桥排尿中枢参与膀胱尿道功能的调节。脑桥含有排尿中枢和储尿中枢，脑桥排尿中枢接受骶髓初级中枢上行传入冲动，其通过传出冲动对骶髓初级中枢发出"是"或"不"的指令，以控制排尿反射活动。此外，排尿还受环境、情绪等多方面的影响，所有的信息经过大脑的整合之后，排尿时机成熟才让我们启动排尿。如考试前排尿，尽管膀胱内的尿液并不多，但大脑启动排空膀胱以便安心考试。

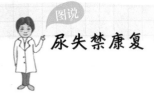

2. 脊髓——上传下达的信息中转站

脊髓在椎管内，位于椎管的中央，上端与脑相连，下端变尖形成脊髓圆锥，自脊髓圆锥以下形成终丝。脊髓无明显的节段性，为便于理解和学习，人为将脊髓分 31 个节段，包括颈髓 8 节、胸髓 12 节、腰髓 5 节、骶髓 5 节和 1 个尾节。不同的节段向左右各发出一条神经根来支配相应平面的感觉、运动等功能。脊髓把膀胱尿道的动作和感受的信息上传到脑，也把大脑所发出的指令通过脊髓及其神经根传达到相应的功能部位，而不同部位的信息又通过神经根和脊髓反馈到大脑，使大脑能及时了解其所发出的指令得到执行的情况，因此脊髓起到了十分重要的上传和下达的枢纽作用。脊髓排尿中枢分别位于胸腰段和骶髓两个部位。胸腰段主要负责储尿，骶部负责排尿，二者的协同工作使人体轻松储尿和排尿。

脊髓排尿中枢

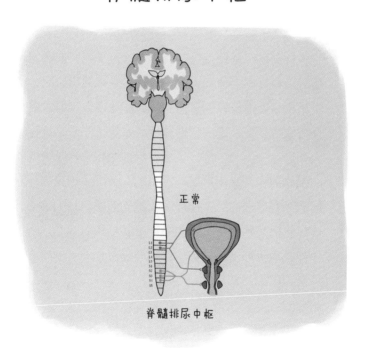

脊髓排尿中枢

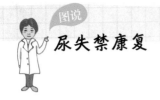

3. 外周神经

外周神经系统就像基层领导，接受膀胱的感觉信号后经脊髓上传到大脑司令部，大脑做出决定，发出指令后再经脊髓下传到膀胱和尿道，人体会选择排尿或者继续等待。外周神经系统是联系感觉输入和运动输出的结构，包括由脑神经和脊神经组成的躯体神经系统及自主神经系统。与排尿相关的外周神经有自主神经、盆神经及躯体神经。其中自主神经包括交感及副交感神经支配膀胱和后尿道；躯体神经为阴部神经，支配排尿的重要开关——尿道外括约肌。

自主神经受大脑的支配，但有较多的独立性，特别是具有不受意志支配的自主活动，调节人体重要的生理功能如呼吸、心率、体温、睡眠、血压和大小便等等。自主神经包含相互拮抗和协调的交感神经及副交感神经，副交感神经分布广泛，促进逼尿肌同步收缩，所以可以很快排尿。交感神经发出神经纤维分布到膀胱及尿道，其中在膀胱颈及底部较多，主要是促进膀胱颈收缩、逼尿肌放松，协助储尿。

盆神经接受副交感神经纤维的兴奋性冲动及交感神经纤维的抑制性冲动，起到调节逼尿肌的作用。随着膀胱内尿液的增加，壁内压力感受器也会兴奋。当还未达到排尿阈值时，冲动传至盆神经处时被阻滞，就不再往下传导了；当排尿达到阈值时，兴奋传导至盆神经时会继续向下传导，使膀胱达到完全收缩，人体就会排尿。所以说盆神经节就起到了"过滤器"的作用。

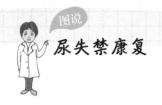

图说

尿失禁康复

　　躯体神经：参与排尿控制的躯体神经为阴部神经，其运动神经元位于骶髓前角，其神经纤维分布在尿道外括约肌、尿道壁内括约肌及盆底肌中，自主控制这些肌肉的收缩。储尿时，阴部神经兴奋，尿道外括约肌收缩，开关关闭。排尿时，阴部神经抑制，尿道外括约肌放松，开关打开，畅快排尿。

　　假如没有这些神奇的神经组织的调控，人类将不可自控的"到处撒野"，正是因为有了它们的调控和整合，人体的排尿、储尿才能做到智能又精准高效。

排尿的周围神经控制

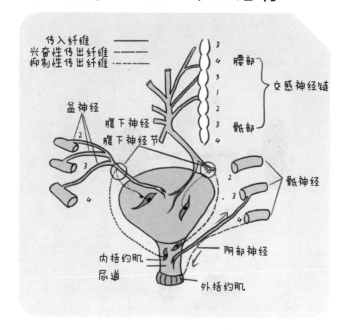

传入纤维
兴奋性传出纤维
抑制性传出纤维

腰部
骶部
交感神经链

盆神经
腹下神经
腹下神经节
骶神经
阴部神经
内括约肌
尿道
外括约肌

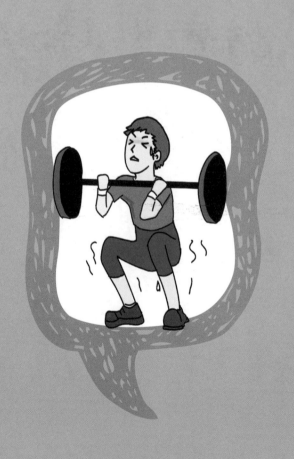

CHAPTER 2

尿失禁

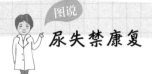
一、尿失禁是一种疾病

1. 什么是尿失禁

顾名思义，尿失禁就是指不能有意识地控制排尿或尿液不自主流出，出现从轻微泄漏到无法控制的漏尿症状。根据国际尿控协会的定义，尿失禁是指"确定构成社会和卫生问题，且客观上能证实的不自主的尿液流出"。

烦人的尿失禁

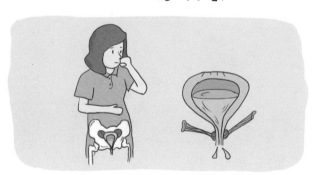

2. 国际对尿失禁的认知和重视

根据国际尿控协会最新统计表明，尿失禁已成为继肿瘤、糖尿病、高血压、骨质疏松后的世界五大疾病之一。为了在世界范围内提高尿失禁的疾病意识，2009 年国际尿控协会 ICS（International Continence Society）发起世界尿失禁周（WCW，World Continence Week），并将每年 6 月份的最后一周定义为世界尿失禁周，并在此期间进行世界范围内的尿失禁知识推广与宣传。

2009 年设立世界尿失禁周，历年世界尿失禁周主题如下：

2019 年第十届世界尿失禁周综合主题：尿失禁患者需要安全有效的治疗。

2018 年第九届世界尿失禁周主题：别让尿频 / 尿急困扰你——主动就医·重拾自信。

2017 年第八届世界尿失禁周主题：别因尿急 / 尿频（OAB）错过家庭的重要时刻。

2016 年第七届世界尿失禁周主题：继续被误会，或即刻做尿急 / 尿频（OAB）筛查。

2015 年第六届世界尿失禁周主题：积极就医，及早摆脱 OAB（膀胱过度活动症）。

2014 年第五届世界尿失禁周主题：积极就医，摆脱尿急 / 尿频等 OAB 症状困扰。

2013 年第四届世界尿失禁周主题：击退尿急、尿频，积极就医。

2012 年第三届世界尿失禁周主题：警惕 OAB，有我行动力。

2011 年第二届世界尿失禁周主题：多些对话，少些束缚。

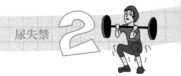

2010 年第一届世界尿失禁周主题：关注 OBA（膀胱过度活动症）症状。

3. 尿失禁是一种疾病

国际疾病分类（International Classification of Diseases，ICD），是 WHO 制定的国际统一的疾病分类方法，目前全世界通用的是 ICD-10。其实医学上已早有定论，尿失禁是名副其实的疾病。在 ICD-10 里，尿失禁有以下几种：

功能性尿失禁 R39.81（与认知障碍有关的尿失禁）

压力性尿失禁或其他特定的尿失禁（急迫性尿失禁，混合性尿失禁）N39.3-N39.4

混合性尿失禁 R39.46

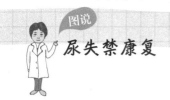

未特定性尿失禁 R32（良性前列腺增生导致的尿失禁，遗尿症）

非器质性遗尿（心因性遗尿）F98

ICD-10 尿失禁

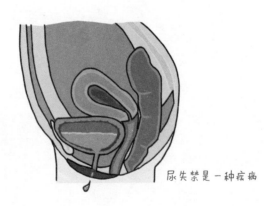

尿失禁是一种疾病

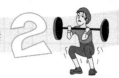

4. 尿失禁特征

尿失禁是一种疾病，并且是全球范围内的常见病、多发病。尿失禁是全世界的困扰与尴尬，值得所有人的关注和重视。单纯的尿失禁影响患者身心健康和生活质量，难治性的尿失禁常并发泌尿系统反复感染、肾积水以致肾衰竭，提升死亡率和致残率。

尿失禁可以发生在任何人身上，包括小孩、男性、女性及老年人，随着年龄的增长尿失禁发病率增高。尿失禁是排尿障碍的常见类型，可与尿潴留、排尿困难、尿频、尿急、排尿无力、排尿滴沥等下尿路症状同时存在。尿失禁是可防可治的，特别是女性尿失禁、儿童遗尿症、老年性尿失禁等。现今普遍开展的盆底康复对预防及治疗女性尿失禁效果显著。尿失禁可以是一种独立的疾病，也可以是其他疾病的一种症状，如脊髓损伤、脑卒中、颅脑外伤后遗留神经源性膀胱障碍，康复治疗对保护肾功能、改善控尿、提高患者生存质量具有重要意义。

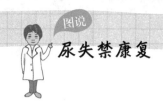

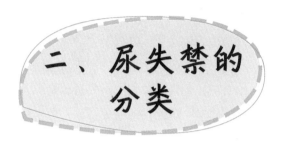

二、尿失禁的分类

根据国际尿控协会会议制定的标准化名词定义，尿失禁分为以下类型。

1. 压力性尿失禁

指在用力、大笑、咳嗽或打喷嚏等增加腹压动作时，尿液不自主地流出，严重者坐位、站立或行走时也可出现漏尿。主要见于女性，大多与产伤、盆底肌肉松弛和盆腔脏器脱垂有关，偶见于尚未生育的女子。

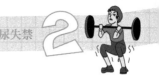

压力性尿失禁

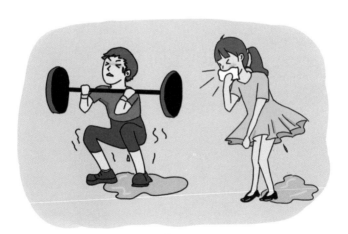

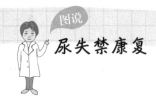
2. 急迫性尿失禁

伴有强烈尿意的不自主性漏尿。急迫性尿失禁又分为运动急迫性和感觉急迫性尿失禁。运动急迫性尿失禁有逼尿肌无抑制性收缩，常见于老人和儿童；感觉急迫性尿失禁仅有急迫性尿失禁而无逼尿肌的无抑制性收缩，常见于中年女性。

急迫性尿失禁

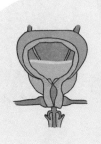

正常情况

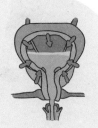

急迫性尿失禁

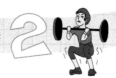

3. 混合性尿失禁

指同时有压力性尿失禁和急迫性尿失禁的症状。

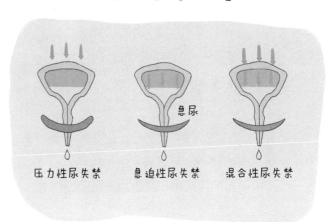

混合性尿失禁

压力性尿失禁　　急迫性尿失禁　　混合性尿失禁

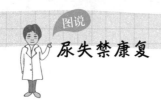

4. 充盈性尿失禁

又称假性尿失禁，见于各种原因引起的慢性尿潴留，膀胱内压超过尿道阻力时，尿液持续或间断溢出。最常见的为老年男性前列腺增生症患者，其次可见于女性膀胱颈梗阻，其他尿道狭窄、膀胱结石、膀胱颈肿瘤或直肠内粪块嵌塞等下尿道梗阻的患者。

5. 真性尿失禁

又称完全性尿失禁，膀胱失去控制尿液的能力，膀胱呈空虚状态。常见的原因为外伤、手术或先天性疾病引起的膀胱颈和尿道括约肌的损伤等。

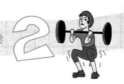

6. 反射性尿失禁

指不自主地间歇排尿（间歇性尿失禁），排尿没有感觉。此因神经性疾病产生的逼尿肌反射亢进，排尿依靠脊髓反射，患者均有不同程度的逼尿肌反射亢进和低顺应性膀胱。

7. 功能性尿失禁

这一类型的尿失禁与认知能力、语言和肢体功能障碍而不能正确地表达尿意和（或）不能使用厕所等有关，临床一般不诊断功能性尿失禁。

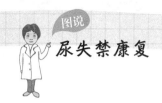

三、尿失禁的病因

正常尿控的维持需要有：完整的尿道内、外括约肌功能及神经支配的完整性；盆底肌肉、膀胱颈和后尿道周围筋膜以及韧带对尿道的支持；腹压增加时的盆底肌反射性收缩。该三大因素使尿道内压大于膀胱内压，尿液不会漏出。如果膀胱颈内尿道括约肌无法正常的关闭，或膀胱肌肉反射过度，未达到正常容量就强烈收缩，就会发生尿失禁。不同类型的尿失禁病因不同。

1. 神经系统疾病

影响到控制排尿的周围神经或中枢以及神经通路的疾病都将影响排尿，如严重的脑动脉硬化、脑卒中、颅脑外伤、认知障碍、帕金森病、脑肿瘤、颅内感染、脑瘫、多发性硬化、侧索硬化、脊髓损伤或病变、糖尿病周围神经病变等。

中枢及周围神经参与控尿

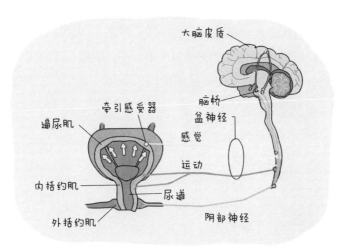

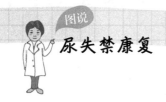

2. 盆底功能损伤

妊娠期以及经产妇，尤其有难产史或第二产程延长，或施行经阴道手术分娩（如胎头吸引术、产钳、臀位产等）的，易造成盆底损伤。胎儿通过阴道娩出时，由于阴道过度扩张，盆底、膀胱颈、尿道等组织受到了损害，使盆底支持组织松弛。尤其是胎儿过大、双胎或多胎、胎位不正、骨盆狭窄所引起的盆底组织损伤更为严重。子宫脱垂，尿道膨出、膀胱膨出都与盆底组织损伤相关。

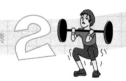

妊娠期

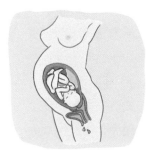

经产妇

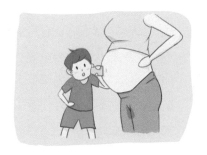

阴道分娩

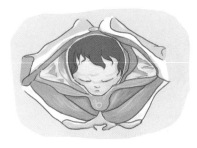

双胎或多胎

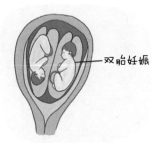

双胎妊娠

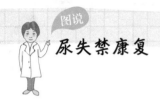
3. 盆腔手术

前列腺增生或前列腺癌手术、结直肠癌根治术、妇科肿瘤术后皆有可能发生尿失禁，可能与手术伤及尿道及尿道旁组织，手术后尿道的生理长度缩短，或与尿道阻力降低、关闭压下降有关。还有尿道及膀胱颈若因外伤等因素造成疤痕组织，使之失去弹性及闭合的能力也会引起尿失禁，这类尿失禁治疗起来更困难。

前列腺癌术后

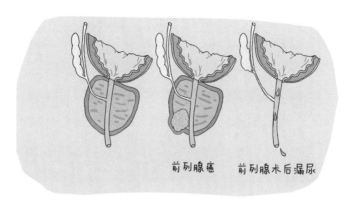

前列腺癌   前列腺术后漏尿

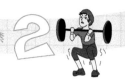

结肠癌

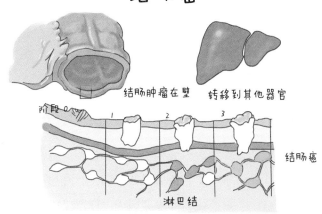

结肠肿瘤在壁　　转移到其他器官

阶段 0　　1　　2　　3

结肠癌

淋巴结

宫颈癌

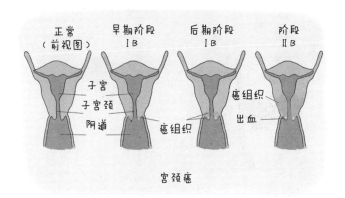

| 正常 （前视图） | 早期阶段 ⅠB | 后期阶段 ⅠB | 阶段 ⅡB |

子宫
子宫颈
阴道
癌组织

癌组织
出血

宫颈癌

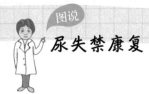
4. 年龄因素

不管男性或女性，尿失禁发病率随年龄增长明显升高。

5. 发育不成熟或发育异常

婴幼儿期发育不成熟不能控制排尿。脊髓膜瘤先天性异常所引起的输尿管开口异位，开口可能位于阴道、子宫颈或男性前尿道内，使肾脏内尿液直接经输尿管排出。

脊髓膜瘤患儿

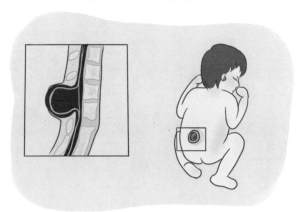

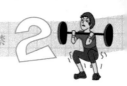

6. 肥胖

腹部脂肪堆积、便秘、肠道功能紊乱、重体力活等致腹压增高，可对膀胱产生较大的压力。

肥胖

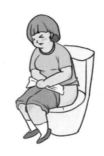

7. 精神因素

精神因素，如工作紧张、压力大、焦虑情绪造成膀胱肌肉的反应过敏，无法抑制膀胱收缩而引起尿失禁。

与焦虑有关的尿失禁

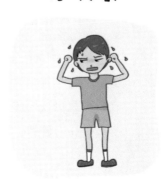

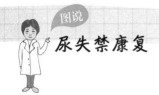

8. 其他一过性尿失禁

药物源性：有些药物影响患者的神经、精神状态以及膀胱的储尿和排尿功能，如镇静剂或利尿剂，前者是药物阻断了排尿反射刺激，而后者则为充盈性尿失禁（产生的尿多了）。对排尿有影响的其他药物还有抗胆碱药物、抗精神病药（抗精神病药）、溴隐亭、钙通道阻滞剂、氯硝西泮、利尿剂、乙醇、镇静剂（安眠药）及骨骼肌肉松弛剂等。一般停用药物，尿失禁即可消除。

躯体运动障碍：患者无膀胱和尿道功能障碍，却因躯体功能障碍不能及时如厕引发的尿失禁。

泌尿系统炎症：膀胱炎、尿道炎等泌尿系炎症时，较强的刺激传导到大脑的排尿中枢，由于这种刺激超过了正常的生理限度，而出现的一种非自主排尿。不过这种尿失禁是暂时性的，待炎症控制后尿失禁也会好转。

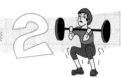

四、尿潴留

尿潴留是指膀胱内积有大量尿液而不能排出。尿液完全不能排出，称为完全性尿潴留；若排尿后膀胱仍残留有尿液，残余量大于100ml，称为部分性尿潴留。各种尿潴留均属于病态，并且极易并发尿路感染。长期尿潴留还可引起膀胱过度膨胀、压力增高，发生输尿管反流、双侧输尿管及肾积水，最终可导致肾功能受损。

1. 尿潴留的特点

急性尿潴留发病突然，膀胱内充满尿液不能排出，患者胀痛难忍，辗转不安，有时从尿道溢出部分尿液。慢性尿潴留多表现为排尿不畅、尿频，常有尿不尽感，有时有尿失禁。慢性尿潴留起病缓慢，膀胱胀痛，但不明显，患者常有少量排尿，膀胱内较多残余尿，部分呈假性尿失禁表现。少数患者虽无明显慢性尿潴留梗阻症状，但往往已有明显

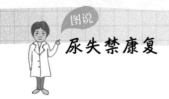

上尿路扩张、肾积水，甚至出现尿毒症症状。

2. 尿潴留的诊断与治疗

如果出现上述症状，不要慌张，要及时上医院检查。医生根据体格检查结果及超声（诊断性导尿）即可明确诊断，并根据病情进行治疗。

3. 尿潴留的康复治疗措施

稳定情绪

发生尿潴留时，切勿恐慌。应尽量稳定自己的情绪，并配合医生和护士尽快地采取措施解除尿潴留。

积极治疗原发病

发生尿潴留时，不管是急性还是慢性，都应该听从医生的建议，积极治疗原发病。做到早预防、早发现、早诊断、早治疗。

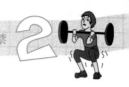
掌握正确的排尿方式、养成良好的排尿习惯

急性尿潴留：发生急性尿潴留时，尽量选择一个不受他人影响的合适的排尿环境，在病情许可范围内采取适当体位排尿，还可通过按摩膀胱区、热敷下腹部、听流水声、刺激肛门或股内侧、叩击下腹部及会阴处等方法，尽量自行排尿。自行排尿失败时可立即导尿，不可憋尿过久。解除急性尿潴留时，应注意控制尿液放出的速度，不可过快；对于极度充盈的膀胱，应分次放出尿液，第 1 次放出尿液不可超过 600 毫升。

慢性尿潴留：应养成 2 次排尿的习惯，即在排尿后，站或坐 2 ~ 5 分钟再次排尿，这样做可增加膀胱的排尿效应，减少残余尿。此外，如果排尿次数较少或膀胱感觉缺失，需定期排尿。通常先做 1 ~ 3 天的排尿日记，然后以每次 15 ~ 30 分钟的速率减少排尿间隔，直至到达每 4 ~ 6 小时排尿一次的目的；如果对 2 次排尿和定期排尿无反应，可采用间歇导尿或留置导尿。

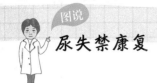
4. 正确使用留置导尿管

应选择对尿路刺激小、大小适合的导尿管，保持导尿管的通畅，防止扭曲受压或折叠。

注意观察尿袋中尿液的性质、尿量、颜色及尿袋的位置等，下床活动时注意尿袋的高度不应超过耻骨联合的水平。

应注意无菌操作，并用碘伏棉球行会阴部擦洗每天两次，防止泌尿系统感染。

尽可能减少导尿管与储尿袋接口的拆卸次数，在尿液清亮和无尿路感染时，避免冲洗膀胱，尿袋3天更换1次，以减少尿路感染机会。

病情允许的情况下，多喝水，尿量每日不少于2500毫升，增加尿液对尿路的冲洗作用，减少尿路感染及结石的发生率。

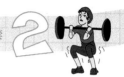

间歇开放引流和训练逼尿肌功能，每 2～3 小时开放 1 次，可预防膀胱萎缩。

定期更换导尿管，尿液 pH 值 < 6.8 者每 4 周更换尿管，pH 值 > 6.8 者每 2 周更换导尿管，以防止导尿管堵塞或与组织粘连。

5. 养成良好的日常生活习惯

明确并注意避免尿潴留的诱因，饮食上宜清淡，忌辛辣刺激性食物，戒烟、戒酒，养成良好的生活习惯，不可久坐也不能过劳，防止便秘和憋尿等。

6. 定期随访

应定期随访，避免疾病进展引起肾功能损害等严重后果。

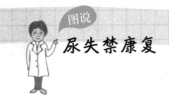

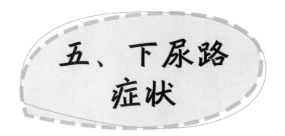

五、下尿路症状

　　下尿路症状(lower unirary tract symptom, LUTS)，简称 LUTS，目前，全球已经超过 19 亿的人有下尿路症状，其发病率可随年龄而增长。近年来，LUTS 发病率上升，成为一种常见性疾病。下尿路症状有：刺激症状如尿频、尿急、夜尿和尿痛等，梗阻症状有排尿无力、尿等待、尿线中断和排尿用力等，这些是患者就医的主要原因。

1. 下尿路症状

　　国际尿控协会将下尿路症状分为储尿期、排尿期和排尿后症状。

储尿期症状

常见有膀胱过度活动症（Overactive bladder，OAB），是以尿急为特征的症候群，常伴有尿频和夜尿，伴或不伴急迫性尿失禁，是最常见的下尿路疾病。没有尿路感染或其他明确的病理改变，日间和夜间排尿频率增加、夜尿增多。

排尿期症状

膀胱出口梗阻、尿道狭窄、盆腔脏器脱垂、逼尿肌收缩力低下等原因都可导致出现排尿期症状。常见的症状有：

排尿延迟：开始排尿的时间延长。正常情况下，尿道括约肌松弛后1秒内就应该开始排尿，在膀胱出口梗阻的患者，这个时间会被延长。

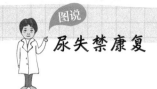
排尿中断：不自主地出现排尿时尿线中断，然后又继续排尿，如此反复出现的症状。主要见于良性前列腺增生的患者，由于侧叶增大引起的间歇性尿道梗阻。

排尿踌躇：有尿意时，尿液不能立即排出，常需等待数秒钟甚至数分钟才能排出尿液。

尿末滴沥：排尿终末出现的尿液滴沥现象。正常情况下，在排尿终末期，位于尿道球部或前列腺部的少量残余尿会被回吸到膀胱。而膀胱出口梗阻的患者，这部分尿液则会进入或留在尿道球部，并在排尿终末期被排出。排尿后经常滴沥是前列腺增生所导致的尿道梗阻的早期症状，但就该症状本身而言，并不一定需要治疗。

排尿用力：需要借助腹内压的作用协助排尿。正常情况下，除非在排尿终末，是不需要采用 Valsalva 动作（用力吸气后屏住呼吸做呼气的动作）进行排尿。排尿时用力是膀胱出口梗阻的典型症状。

排尿无力：多继发于膀胱出口梗阻，最常见于良性前列腺增生（BPH）或尿道狭窄。事实上，除非存在严重的梗阻，患者一般不会觉察到自己排尿无力和尿流变细。这种变化是缓慢的，大部分人早期意识不到，后期出现的梗阻症状则容易被觉察。

尿痛：排尿疼痛，经常由尿路炎症所引起。

排尿后症状

指排尿后立即出现的症状，常见的有排尿后滴沥和排尿不尽感。

2. 下尿路症状的原因

流行病学调查证实，大于50岁的男性发生LUTS者约25%；老年男性最常见的LUTS病因是继发于良性前列腺增生或增大的膀胱出口梗阻。其他如中枢神经系统疾病、老龄化及糖尿病源性膀胱等。

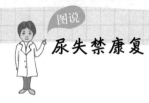
3. 下尿路症状的诊断

诊断性检查

初始评估包括：病史：患者症状的特点和持续时间，手术史（尤其是一些影响泌尿生殖道的手术），性功能史，药物史（指目前患者所服用的药物）。症状定量：如患者主诉下尿路症状，建议采用问卷表客观记录患者症状的频数。体格检查和直肠指检，以及尿液分析、血清 PSA、排尿日记等，如夜尿为主要症状时排尿日记甚有价值，记录 24 小时的排尿日记有助于鉴别夜间多尿和饮水过量，这些情况在老年男性较为常见。

专科评估

可选择性检查包括尿流率、残余尿、压力 - 流率研究、经腹或经直肠前列腺显像、超声检查或上尿路造影及下尿路内腔镜。

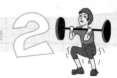

4. 下尿路症状的治疗

如症状不明显，仅需观察等待和随访即可。如患者症状明显并要求治疗，可采用康复治疗、药物治疗、介入性治疗、手术和非手术治疗等，并告诉患者治疗的利弊。建议患者及时调整生活方式：如调节饮水量，尤其在夜间；饮食建议（避免暴饮暴食，不要摄取过量酒精、高调味品或刺激性食物等）。药物治疗时告诉患者必须随访以了解治疗的效果及可能的不良事件。

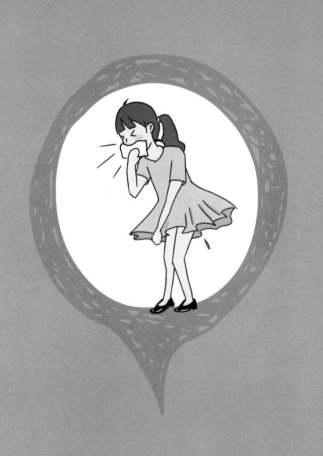

CHAPTER **3**

尿失禁的诊断

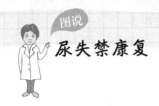

尿失禁康复

场景："医生，我咳嗽时尿湿裤了，我有尿失禁了"。尿失禁的症状诊断很简单，患者自己可以完成。为了尿失禁的有效治疗，让医务人员继续来完善诊断是非常重要的。

为了明确尿失禁的病因、类型及严重程度，需完善病史询问、体格检查及专科检查，专科检查包括排尿日记、压力试验、指压试验、残余尿试验、尿常规、尿垫试验、棉签试验、膀胱镜等。当基本检查不能明确或存在复杂化的神经系统疾病时，需进一步完善影像学检查。影像学检查包括超声检查、MRI检查及下尿路影像学检查等。

尿失禁诊断方法有一般检查、体格检查、特殊检查及专科检查。

一、一般检查

通过了解尿失禁患者的完整病史来明确诊断，包括患者症状、全身疾病、既往病史及诊治过程等。排尿行为涉及到个人私密的领域，为了让患者接受并坦诚交流，需要做到尊重、保密和专业。

1. 症状

当患者诉漏尿时，应询问：

漏尿的频率：多长时间漏尿一次，每天、一个星期还是一个月。

漏尿量：几滴、尿湿内裤或成流。

什么情况下漏尿：咳嗽、大笑、打喷嚏、提重物还是起立时。

漏尿从什么时候开始的。

什么情况下漏尿减轻或加重。

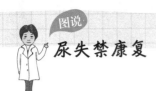

漏尿是否伴有尿急、尿痛。

白天排尿次数，夜晚排尿次数。

排尿后还有什么不适。

是否还有其他不适。

排便情况怎么样，性生活情况怎么样?

漏尿对您的生活是否有影响。

期待什么样的治疗效果。

漏尿是尿失禁的首要症状，也是患者来就诊的最常见原因。诊疗过程中需详细问诊，了解患者就诊目的及目前存在的病因，以提高症状和病史的诊断效率。

2. 全身情况（包括既往病史）

医生询问：

您既往身体健康吗?

是否有其他疾病?

接受过盆腔手术吗?

……

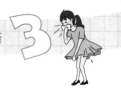

　　详细的病史可以发现对尿失禁有直接影响的全身疾病，某些代谢综合征如糖尿病、肥胖；神经系统病变和心理紊乱如帕金森病、脑卒中、痴呆和抑郁症；其他器官病变如高血压、关节退行性病变、慢性肺部疾病、呼吸暂停综合征、充血性心衰和下肢静脉功能不全等；某些药物如利尿剂、肾上腺素等导致机体不同程度的器质性损害、认知损害及行为损害也会引起尿失禁的发生。病史还应包括环境因素、吸烟、饮酒、肠道功能、结石、感染病史等；还有可能影响排尿的手术史，如经尿道前列腺切除术、尿失禁手术或盆腔手术；以及既往用药情况、治疗方法及效果等。女性患者应关注孕产史、妇科病史及月经史。

　　同一个体可能在多种因素共同作用下发生尿失禁。

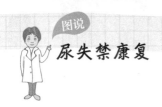

二、体格检查

体格检查可以提示导致排尿功能障碍的潜在原因，包括全身检查及盆腔检查。体格检查应该集中在腰骶部、腹部、盆底器官和会阴部。

1. 全身检查

应检查与尿失禁相关及可能影响下尿路功能的全身疾病，仔细检查全身各系统尤其是神经系统。腹部检查应注意皮肤、切口、疝气、有无尿潴留、膀胱肿瘤及妇科肿瘤等情况。对于有明显神经系统疾病者应做详尽的神经系统检查，重点检查腰骶部神经对膀胱尿道的支配功能。

2. 盆腔检查

查看会阴部皮肤状况，尿道口位置、形状，有无尿道黏膜脱垂、尿道肉阜、阴道前壁膨出；明确患者有无盆腔包块、盆腔器官脱垂、阴道萎缩。关注盆底支撑的程度，观察子宫、穹隆、阴道前后壁、膀胱、直肠有无膨出及程度。嘱患者咳嗽，观察尿液自尿道口喷出情况；手指伸入阴道前壁触摸膀胱尿道有无压痛或是否有肿物挤压膀胱；嘱患者用力收缩阴道，检查盆底肌肉肌力等。

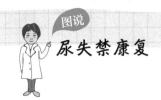

三、排尿日记

写日记就像写备忘录，真实、细微、鲜活地记录真实生活。排尿日记就是患者将数天的排尿情况记录在图表上，一般为 3 天。患者像平常一样坚持正常饮水与排尿，最为重要的是记录每次排尿时间和每次排尿量，同时记录每次饮水时间、饮水量，排尿控制能力，排尿伴随症状如灼热、疼痛等不适，有无尿失禁、尿失禁次数、尿失禁前后的伴随症状（如有无尿频或尿急）以及每次尿急的程度，每日的活动情况，体位有无影响等，并通过尿垫用量来了解尿失禁的情况。

1. 排尿日记模板

为了方便患者记录，我们设计了排尿日记模板，请参见下表。

温馨提示：

排尿量可以用量杯来测量，一般医药商店有卖。

记录期间要求尽量在一个固定场所，如家里，不要外出，每一次排尿都要记录。

排尿日记以 3～5 天为宜，时间紧迫 1～2 天也可以。

记录排尿日记期间，生活方式不必刻意改变。

注意区分白天、夜间的排尿。

从晨起第一次排尿开始计算。

2. 相关概念

为保证排尿日记记录的准确性，需向患者详细、正确地描述记录中所涉及名词的含义。

尿频：排尿次数过于频繁，白天排尿次数超过 7 次、夜间排尿超过 2 次就称为尿频。

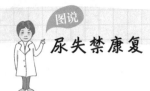

尿失禁康复

尿急：一种强烈想排尿的感觉。

夜尿：入睡以后，被排尿感催醒后的排尿。

漏尿：就是尿失禁，指尿液不能控制、漏出体外。

排尿日记模板

时间	排尿量	饮水量食物等	活动情况	尿急	尿失禁/尿潴留

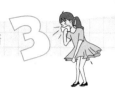

3. 排尿日记的意义

排尿日记提供了尿动力学检查所不能提供的有关膀胱功能的重要信息，最大程度接近患者的生理排尿情况，有助于对膀胱最大测压容积的判断，并可使医生获得患者 24 小时尿量、平均排尿量、每日排尿总次数、夜尿次数、尿急情况、尿失禁次数及程度的信息。

鉴别尿失禁的类型：排尿日记客观反映患者的排尿情况及伴随症状，可辅助诊断尿失禁，并便于鉴别压力性尿失禁和急迫性尿失禁。大量研究表明，压力性尿失禁组的 24 小时尿量、平均排尿量和膀胱功能容量均明显高于急迫性尿失禁，而排尿频率则显著低于后者。

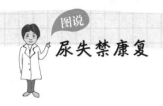

便于医生了解患者真实的排尿情况：医生查看排尿日记，便于对患者诊断、治疗及疗效评估。

对患者自己评估病情和判断疗效有意义：让患者主动参与对尿失禁的认识和管理，增强疗效。

如出现以下情况者应进一步检查：连续肉眼血尿或镜下血尿；有其他伴发疾病如前列腺肥大、泌尿系感染、泌尿系结石、盆腔脏器脱垂、严重排尿困难或不尽。

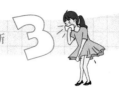

四、压力试验

压力试验又称为咳嗽 - 漏尿试验，是一个简单可靠的诊断手段，可作为压力性尿失禁的筛查试验。压力试验包括排空后压力试验和充盈膀胱的压力试验。首次就诊时可选择简单易行的排空后压力试验，患者自然排尿后取仰卧位，在膀胱空虚的情况下连续用力咳嗽数次或做 Valsalva 动作，如尿道口出现漏尿现象，则该试验阳性。排空后压力试验阳性多由尿道内括约肌功能障碍造成。

压力试验检查

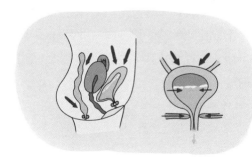

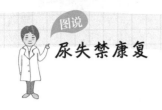

五、指压试验

指压试验又称膀胱颈抬高试验，是稳定膀胱颈（非关闭）、防止尿道周围和膀胱颈过度下移的试验，压力性试验阳性时需做该项检查。方法是取截石位，向膀胱内注入 250 毫升无菌的等渗盐水（或者自然留尿膀胱有轻度胀满感），右手中指及示指插入阴道，分别置于后尿道两侧，将膀胱颈向前上推送，尿道旁组织同时被托起，尿道随之上升，从而恢复了尿道与膀胱的正常角度。嘱患者连续用力咳嗽，观察尿道口是否流尿，若试验前咳嗽时流尿，试验时咳嗽不流尿，则膀胱颈抬高试验为阳性，提示压力性尿失禁可能性大。该检查主要了解患者压力性尿失禁的发生是否与膀胱颈后尿道过度下移有关。

膀胱颈抬举试验检查图示

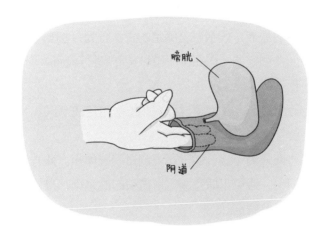

膀胱

阴道

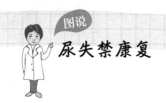
六、残余尿测定

残余尿指患者自行排尿后，停留在膀胱内未能排尽的尿液。残余尿量测定的方法分为直接测定法和间接测定法，均在排尿 10 分钟内进行检查。

直接测定法：通过导尿的方法测定残余尿。

间接测定法：通过超声测量膀胱体积。此方法无损伤，避免了插管测定可能引起的感染，且易于多次重复测定。

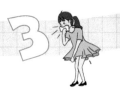

　　残余尿量超过膀胱容量的 30%（通常超过 50～100 毫升）有临床意义。一般认为，如果残余尿低于 50 毫升意味着膀胱排空完全，而残余尿量 > 100 毫升认为膀胱没有完全排空，并需要相应处理。国际前列腺增生委员会推荐将残余尿量在 50～100 毫升作为正常值的上限。

　　残余尿也是尿路感染的原因，若残余尿量过多，应使用尿管引流出残余尿液，以利于控制感染及改善肾功能，保护膀胱逼尿肌功能。

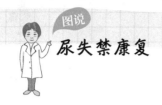

七、尿液分析

尿液分析不是一个单一的测试，全面的尿液分析包括化学检查和微观检查，可排除感染、血尿和代谢异常。尿中有白细胞酯酶和亚硝酸盐提示可能存在尿路感染；尿常规检测时显微镜下有红细胞提示血尿；尿糖高提示可能有糖尿病、甲状腺功能亢进或严重肾功能不全等疾病。

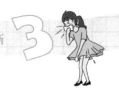

八、尿垫试验

在咳嗽 - 漏尿试验无遗尿时需进行尿垫试验。患者会阴部垫一事先称重的无菌尿垫进行爬楼梯等活动，然后再称重，明确是否有漏尿及漏尿量。尿垫试验可与尿量记录同时进行。最常用的是 1 小时尿垫试验和 24 小时尿垫试验。

WHO 推荐的 1 小时尿垫试验步骤如下：

1. 试验前患者正常饮水，试验前 1 小时及试验中患者不要排尿。

2. 在试验 0 时间放置预先称重的尿垫（卫生巾）。

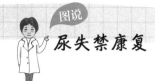

3. 试验开始 15 分钟：患者饮 500 毫升白开水，卧床休息。试验开始 30 分钟：患者行走，上下台阶。试验最后 15 分钟：患者坐立 10 次，用力咳 10 次，跑步 1 分钟，由地面上捡物体 5 次，用自来水洗手 1 分钟。

4. 试验 60 分钟时结束，此时称重尿垫，要求患者排尿并测尿量。

5. 尿垫试验可定量反映漏尿程度。我国尿垫试验的诊断标准：

轻度：0 克 < 1 小时漏尿量 < 2 克；中度：2 克 ≤ 1 小时漏尿量 < 10 克；

重度：10 克 ≤ 1 小时漏尿量 < 50 克；极重度：50 克 ≤ 1 小时漏尿量。

24 小时尿垫试验阈值为 4 克，亦有学者认为 8 克以上方为阳性。

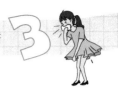

九、棉签试验

棉签试验是检查尿道和膀胱颈解剖位置的一种简单方法。患者取膀胱截石位，将一个特制消毒润滑的细棉签插入尿道，使棉签前端处于膀胱与尿道交界处，分别测量患者在静息时和屏气时棉签棒与水平线之间的夹角。如该角度 < 15°说明有良好的解剖学支持；> 30°或上行 2~3 厘米说明解剖学支持薄弱；在 15°~30°时不能确定解剖学支持的程度。对 < 30°而有压力性尿失禁者应进一步做尿动力学实验。

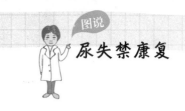
尿垫试验与棉签试验现在临床较少使用，现代超声技术可以清晰观察不同体位活动时的膀胱颈位置、膀胱颈下降距离、尿道倾斜角，尿流动力学可以明确漏尿点压力。

棉签试验检查

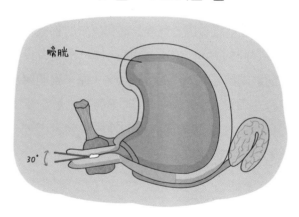

膀胱

30°

十、X 线膀胱尿道造影术

尿失禁患者出现以下情况时需要进一步 X 线检查：

1. 基本检查不能明确诊断。

2. 计划对尿失禁实施手术治疗。

3. 患者出现无泌尿系感染的血尿。

4. 残余尿量增加。

5. 存在使治疗复杂化的神经系统疾病及严重的盆腔器官脱垂。

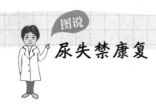

　　膀胱尿道造影是评价神经源性膀胱或鉴别上尿路积水的标准方法。经导尿管注入 20%～30% 复方泛影葡胺 200 毫升至膀胱，拔除导尿管。下令患者按照平时的排尿习惯进行排尿，在荧光屏上动态观察膀胱形态、膀胱颈位置及膀胱尿道后角，然后嘱患者咳嗽，观察膀胱尿液有无向上反流或漏尿，必要时摄片检查。可以了解膀胱输尿管反流、膀胱颈、尿道膀胱后角、膀胱基底部的位置及尿失禁的分型及程度。

尿道膀胱后角

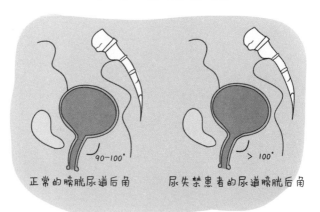

正常的膀胱尿道后角　　　　尿失禁患者的尿道膀胱后角

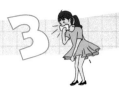

十一、盆底磁共振成像

磁共振成像（MRI）具有多方位、软组织分辨率高的成像优势，可直接显示尿道各部分结构，图像清晰，从而可为临床医生诊断与治疗提供影像学依据。并且 MRI 检查可以动态观察，缺点是价格昂贵。

磁共振成像检查

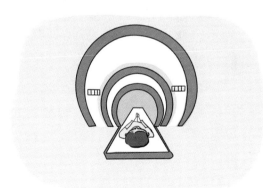

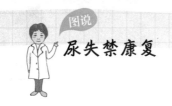
十二、盆底超声

　　快速发展的盆底超声技术，把膀胱和尿道的运动淋漓尽致地展现在我们面前。超声检查不仅可清晰显示尿道膀胱的解剖结构，如静止期和压力期尿道膀胱后角的变化、膀胱颈下移及膀胱颈开放呈漏斗状，观察尿道周围脏器及尿道括约肌的形态学变化，且具有无创、无辐射、重复性好、患者感觉舒适等优点。超声探测有经腹部、直肠和会阴途径，主要测量尿道膀胱结合部的活动度。压力期活动度＞10毫米是诊断解剖缺陷型压力性尿失禁的客观指标；静止期近端尿道长度＜20毫米，可以诊断压力性尿失禁；咳嗽时尿道近端呈漏斗形是压力性尿失禁的典型超声表现。

盆底超声检查

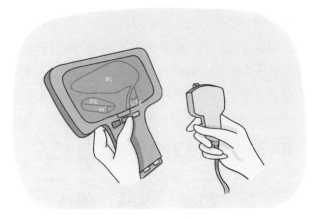

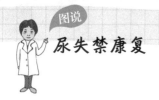
十三、尿道外括约肌肌电图

尿道外括约肌肌电图就是应用电生理技术把我们肉眼看不见的肌肉电活动通过机器检测出来，测量膀胱压力随膀胱体积的变化情况，可用于区分尿失禁的类型。

尿道外括约肌肌电图检查

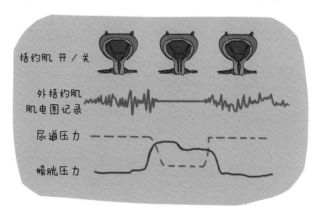

十四、膀胱镜

膀胱镜检查常用于观察膀胱内各部位病变情况与临床诊断，观察有无肿瘤、结石及输尿管开口、膀胱尿道接合部情况。因为需要插入膀胱内检查，不作为尿失禁患者的常规检查，在出现血尿、脓尿、尿路刺激症状但无法明确病因者，特别在需要排查膀胱肿瘤时推荐使用膀胱镜检查，通过内镜可以观察到膀胱内情况。

膀胱镜检查

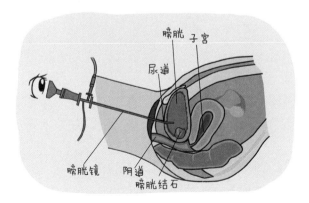

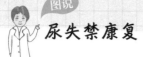

图说

尿失禁康复

十五、尿流动力学检查

尿动力学检查是通过仪器模拟膀胱充盈和排空的过程，并在此过程中测定膀胱和尿道的各项生理指标，对尿路功能障碍做出判断，是检查排尿功能的"金标准"。尿动力学检查包括尿流率测定、膀胱压力测定、尿道压力测定、漏尿点压测定、排尿时膀胱压力测定、括约肌肌电图、残余尿测定。

尿流动力学检查

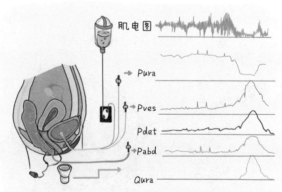

尿流动力学检查是临床排尿功能检查的最佳方法

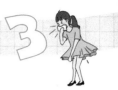

1. 尿流率测定

尿流率测定是测出单位时间内通过尿道排出的液体量,是一种简单、经济、无创的检查方法,可以初步诊断膀胱出口梗阻或逼尿肌收缩力受损,但确诊需进一步检查。

尿流率测定

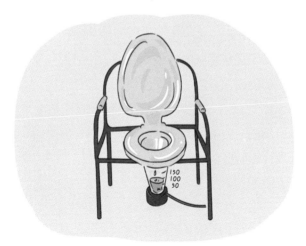

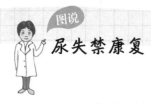

2. 膀胱压力测定

通过置于膀胱与肛门（或阴道）内的测压导管可测出腹内压、膀胱内压、逼尿肌压，对这三个值的判读来评估受检者在储尿时膀胱的容积、感觉功能、顺应性、稳定性等，还可利用排尿时尿流率与逼尿肌压力变化的关系，来判断下尿路功能异常。

3. 尿道压力描记

沿尿道全长测定其各点的压力并形成连续的尿道压力描记图，主要用于了解尿道功能。尿道压力描记图可提供膀胱压、最大尿道压、最大尿道闭合压、功能尿道长度、男性前列腺尿道长度等参数。最大尿道闭合压是最大尿道压和膀胱压之间的差值，反应尿道的闭合能力。功能尿道长度是指尿道压力高于膀胱压的长度，女性压力性尿失禁患者常＜ 3 厘米；前列腺尿道长度可以反映前列腺的大小，正常男性应＜ 4 厘米。

4. 漏尿点压力测定

指测定尿液漏出时的腹腔压力或膀胱内压力，以及逼尿肌压力的方法。分为腹压漏尿点压力测定和逼尿肌漏尿点压力测定两类。腹压漏尿点压力能够反映尿道的闭合能力，诊断压力性尿失禁。逼尿肌漏尿点压力是指静息状态下漏尿时的逼尿肌压力，用来判断神经源性膀胱患者上尿路损伤的危险性。

5. 排尿膀胱压力测定

也称排尿时压力 - 尿流率测定，可对逼尿肌收缩能力及下尿路梗阻做出准确判断。

6. 括约肌肌电图测定

主要用来了解尿道外括约肌功能。

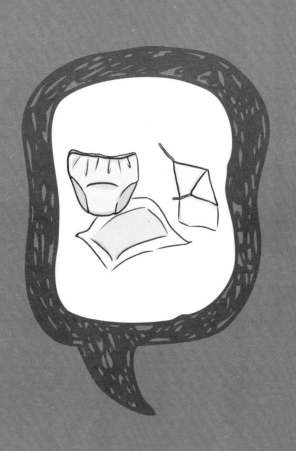

CHAPTER **4**

尿失禁的治疗

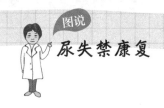

　　尿失禁是全球性的医疗公共卫生问题。随着当前我国计划生育政策的改变及日趋严重的人口老龄化，尿失禁的患病率仍会持续上升，因此制定合理的防治策略尤为重要。早期干预可以避免大部分尿失禁的发生，尤其是女性尿失禁。治疗方式主要有：生活方式调整、行为治疗、物理治疗、盆底肌锻炼、药物治疗、手术治疗等。根据患者的诊断与综合评估，采用泌尿外科、妇产科、老年科、神经病学等多学科合作模式，制定规范化、多模态、个性化综合治疗方案，确保最佳疗效。

一、生活方式调整

生活方式因素在尿失禁的发病及发展中起着重要的作用。

1. 饮食调整

戒烟、戒酒、禁止饮用含咖啡因饮料，这些食物对膀胱逼尿肌有刺激作用，诱发膀胱过度活跃。增加富含纤维的食物，预防便秘。控制晚餐后的液体摄入量，可避免小儿夜间尿床和老年夜尿增多。

预防便秘

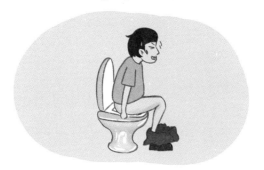

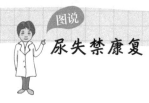

2. 体重控制

肥胖是尿失禁的独立危险因素之一。对孕期体重增长过多或中重度肥胖者减轻体重是降低尿失禁的重要手段。有部分患者不超重，却因满满的腹部赘肉形成"水桶腰"，腹部松弛，盆腔内脏的脂肪蓄积增加了盆底肌肉的负担。

生活方式干预－体重管理

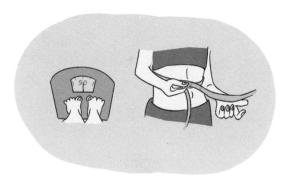

3. 适度运动

避免重体力劳动（尤其产后），对于长期久坐

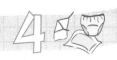

的上班族或中老年人鼓励适度运动，改善盆底功能，鼓励规律的性生活。

生活方式干预－运动

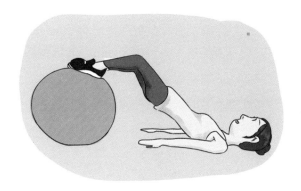

4. 调整姿势与体位

避免跷二郎腿、葛优躺、左右两侧负重不均衡等不良姿势。如用力，可以夹紧双腿来减少腹压增加诱发的漏尿。

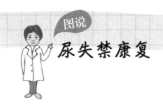

二、行为治疗

　　行为治疗主要是教育患者了解正常泌尿道功能
并学习正常行为，重建控尿功能。储尿和排尿功能
不仅受下尿路解剖生理及神经支配的控制，心理和
行为因素也发挥着十分重要的作用。通过患者的主
观意识活动或功能锻炼来改善储尿、排尿功能，从
而达到恢复正常的下尿路功能或减少下尿路功能障
碍对机体影响的目的。

1. 盆底肌训练

　　主要用以治疗压力性尿失禁，也是其他类型尿
失禁的基础治疗，分阶段实施。

健康教育

指导患者认识盆底肌：盆底肌肉是由多条多层肌肉叠合而成，而且肌肉的长度、收缩方向、形状也各有不同。另外，这些肌肉不像身体其他部位的肌肉，无法通过改变关节角度和给予负重阻力来直观地强化它们，也不方便用肉眼观察盆底肌肉的收缩运动情况。通过 3D 图谱或模型让患者了解盆底肌肉和内部结构，及这一区域如何协调完成多项生理功能，闭合肛门、阴道和尿道开口。

使用镜子观察：坐在椅子边缘，调整镜子的角度查看盆底。先自行收缩，观察尿道上提和阴道口的关闭；再在咳嗽下学习熟练盆底肌锻炼技巧。

手指感知：将食指或中指插入阴道内约 3 厘米，缩紧盆底肌，手指感知盆底肌肉的强度和耐力。

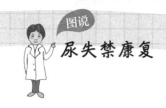

盆底生物反馈仪：专业的设备可以将盆底肌的收缩和放松通过图片或声音清晰显示，引导盆底肌与腹部肌肉、脊椎的肌肉协同收缩，逐渐控制盆底肌收缩的快慢和强度。

盆底肌训练

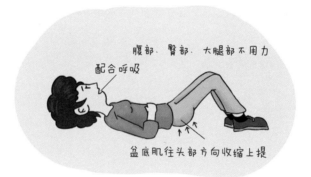

腹部、臀部、大腿部不用力

配合呼吸

盆底肌往头部方向收缩上提

了解导致盆底肌功能障碍的原因：妊娠与分娩；腹型肥胖；老化；便秘；久坐或缺乏运动；慢性咳嗽；松弛的结缔组织；情绪反应等等。

知晓盆底肌薄弱的临床表现：咳嗽、打喷嚏、运动或性高潮时出现少量漏尿；频繁如厕以防万一漏尿；排尿或排便不尽感；不能控制的肛门排气排便；盆腔坠胀感、盆腔疼痛和性交疼痛，性高潮减弱；姿势不良或呼吸改变。

盆底肌训练方法

怎样有效指导患者盆底肌收缩呢？不能单纯口头告知，而应耐心反复指导患者进行正确盆底肌训练，让其亲身感受盆底肌收缩。

初始阶段（医院治疗阶段）：因为神经肌肉损伤或失用等原因，患者盆底肌收缩较差（0～2级），采用电刺激、电针或手法诱发其收缩，加强本体感觉输入，促进盆底肌收缩，常需医疗设备并在医务人员操作完成，每日或隔日一次，每次30分钟。

主动盆底肌训练法：患者盆底肌收缩达3级或

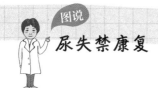

3级以上时，患者有意识性地加强盆底肌自主性收缩。

盆底肌收缩时，放松臀大肌及腿部肌肉，避免代偿动作。基本方法是收缩时上提肛门，紧闭尿道；配合呼吸，协同腹横肌和盆底肌同时收缩；合理掌握节奏，反复收缩与放松，避免盆底肌疲劳。早期在医务人员指导下进行训练，循序渐进，掌握技巧和时间。

盆底肌抗阻训练：当盆底肌恢复到4级或以上时，可以辅助其他训练如生物反馈、阴道哑铃，帮助恢复和加强盆底肌。女性使用最多的是阴道哑铃训练。患者自行将阴道哑铃（注意不是体育训练用的普通哑铃）塞入阴道，携带其行走15分钟，如果哑铃保持不掉出，则增加哑铃重量。患者还应练习在咳嗽、跑跳和任何能引起尿失禁的动作下逐渐增加阴道哑铃的重量。此训练原理是：当哑铃塞入阴道内时，提供本体感觉反馈，并使盆底肌肉收缩以维持其位置（抗阻练习的一种）。

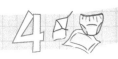

阴道哑铃抗阻练习

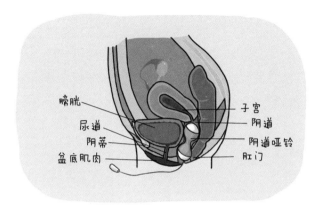

膀胱
尿道
阴蒂
盆底肌肉
子宫
阴道
阴道哑铃
肛门

盆底肌快速反应力练习：盆底肌有了一定的肌力及耐力后，就开始练习快速反应力。在坐位、站立位模拟咳嗽、运动等情况下快速收缩盆底肌，达到盆底肌的"收放自如"。

家庭盆底肌训练：当患者正确掌握盆底肌训练后，可以自行家庭训练。随时、随地、任何体位进行盆底肌训练，每个年龄阶段均可以练习。盆底肌训练需要持之以恒才能达到疗效，在日常生活中坚

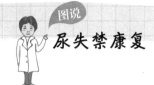

持规律性锻炼盆底肌肉，从而长久保持盆底肌肉的力量和协调性。

定期随访：半年或一年随访一次。另外，若尿失禁严重，建议去正规医院检查，在专业指导下进行练习。

> 注意：凯格尔运动训练盆底肌要求腹部放松，最新的研究证明，配合呼吸下，盆底肌与腹肌（尤其是腹横肌）同时收缩，这样可以使盆底肌肌力收缩力更强，对控尿效果更好。

2. 膀胱训练

延迟排尿

即主动延迟排尿间隔时间，达到增加膀胱尿意容量、减少排尿次数以抑制膀胱收缩的目的。适用于：尿频、尿急、尿失禁或有逼尿肌不稳定，膀胱

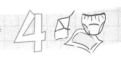

尿意容量小，但膀胱实际容量正常。

定时排尿

即按既定的排尿间隔时间表进行排尿，达到控制膀胱容量，或减少尿失禁的发生，或预防膀胱高压对上尿路损害的目的。适用于：膀胱感觉功能障碍，膀胱尿意容量巨大；严重的低顺应性膀胱，尤其是伴有膀胱感觉功能受损害时。

3. 扳机点排尿

骶上神经病变等引起的排尿困难，可使用诱发膀胱逼尿肌收缩的方法，这种方法是通过反复挤捏阴茎、摩擦大腿、牵拉阴毛、耻骨上区持续有节律的轻敲、指诊肛门刺激等对腰骶皮肤神经节段施以刺激，以诱发逼尿肌收缩，尿道外括约肌松弛，该方法适用于诱导逼尿肌反射亢进的患者产生反射性排尿，但有时还需药物或手术方法降低膀胱出口阻力才能排空膀胱。

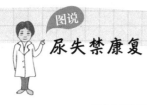
4. 手法排尿

　　取端坐位，以一手或两手四指压迫耻骨上区，
掌触摸胀大的膀胱，将双手重叠放于膀胱上，由底
部向体部环形按摩 2～5 分钟，再双手重叠放于膀
胱上慢慢向耻骨后下方挤压膀胱，手法由轻到重，
忌用暴力。也可同时辅以 Valsalva 动作（用力吸气
后屏住呼吸做呼气的动作）。注意，此手法排尿有
尿液返流的风险，目前不建议使用了。

手法排尿

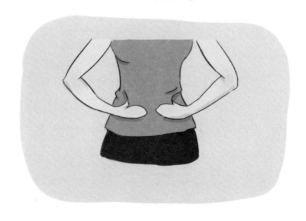

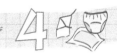

三、物理治疗

1. 神经肌肉电刺激治疗

是一种非侵入性的物理治疗方法，无创伤性，方便操作，用特定参数的电流刺激盆腔组织器官或支配它们的神经纤维，通过对效应器的直接作用，或对神经通路活动的影响，促进盆底肌收缩更快更强，从而改善储尿或排尿。男性常用直肠内电极，而女性可选择直肠或阴道内电极。常用电刺激方法有：

电刺激：若盆底肌不能主动收缩，电刺激对盆底肌松弛或膀胱收缩亢进引起的尿失禁都有确切的疗效，具有抑制膀胱收缩和加强尿道关闭的作用。主要副作用有：少数患者因反复操作可能引起阴道激惹和感染。

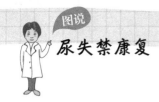
盆底神经肌肉电刺激

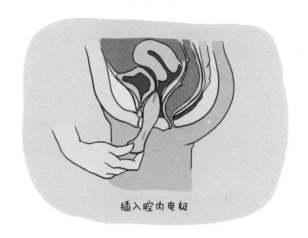

插入腔内电极

膀胱逼尿肌电刺激：主要用于治疗逼尿收缩无力，尤其是骶髓排尿中枢及其传出神经受损引起的逼尿肌无力。临床很少直接刺激逼尿肌而是体外刺激 S3 神经支配区，如骶部神经支配区电刺激，或经皮肤神经电刺激治疗女性膀胱过度活跃症。

骶神经根电刺激：解剖学和神经生理学研究发现，$S_{2\sim4}$ 为逼尿肌和尿道外括约肌的低位控制中

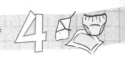

枢，以 S_3 为主。是目前电刺激治疗领域中研究最多、最具应用前景的一种方法。

盆神经电刺激：主要用以治疗膀胱收缩无力，本治疗在诱导逼尿肌收缩方面效果满意，但因同时伴随尿道外括约肌收缩，常使患者仍不能获得正常排尿，实际使用价值有限。

2. 生物反馈疗法

以盆底肌训练为基础，借助专业的生物反馈仪将肌肉活动的信号转化为耳朵可听或眼睛可看，及时反馈给患者或医生，引导患者掌握正确的盆底肌肉收缩方法，最终达到改善盆底肌肉功能。具体做法是：将其治疗电极置入阴道或直肠内，直接测量压力或肌电信号，再以声学和图像信号反馈给医生及患者，帮助医生制定更加个体化的治疗方案，使患者在视觉和听觉信号的指导下学会自主控制盆底肌的收缩和放松，纠正患者不正确的盆底肌训练方法，提高康复治疗的疗效。

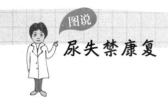

盆底生物反馈疗法

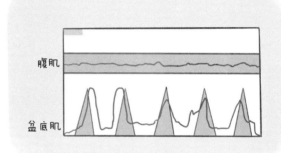

3. 生物反馈电刺激

近十几年来从国外引进的新技术,将电刺激和生物反馈相结合,利用特定频率的电刺激配合盆底支持结构的肌力训练来达到治疗效果。生物反馈电刺激治疗仪将两者优势互补,并根据患者主动的肌肉收缩情况调节刺激的强度,最大程度地调动患者主动性和参与性,提高治疗效果。

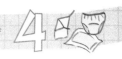

4. 盆底磁刺激

　　磁刺激是一种常规物理治疗，对改善盆底肌功能、尿失禁安全有效，可在体外对盆底肌及骶神经根进行磁刺激，不需要在肛门或阴道内置入电极。
优点：可以穿着衣服进行治疗，不需要皮肤准备，无内置电极，男女皆可，尤其适合老年人和儿童。

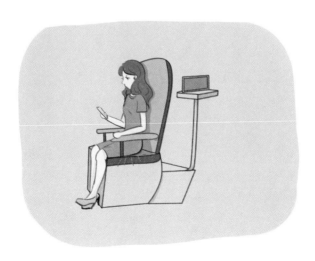

盆底磁刺激治疗

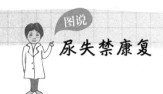
四、传统康复治疗

    尿失禁，古有论述，中医称之"遗尿"。《素问·宣明五气篇》亦有记载："膀胱不利为癃，不约为遗溺"。《素问·脉要精微论》说"水泉不止者，是膀胱不藏也"。其病位在膀胱，膀胱与肾互为表里，肾气虚则膀胱受累，失于约束，则小便不禁。《黄帝内经》又云："饮入于胃，游溢精气，上输于脾，脾气散精，通调水道，下输膀胱，水精四布，五经并行，和于四时五脏阴阳，揆度以为常也。"《诸病源候论》卷十五膀胱病候有说："膀胱-肾之府也，五谷五味之津液，悉归于膀胱，气化分入血脉，以成骨髓也，而津液之余者，入胞则为小便。"综上所述，尿失禁不仅与膀胱功能失调有关，还与肺、脾、肾、三焦的功能密切相关。多因肾气亏虚、下元不固，气血亏虚、膀胱失约或湿热下注、积于膀胱所致。随着医学的发展，人们对尿失禁的认识越来越深刻。

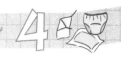

中医经络理论与尿失禁

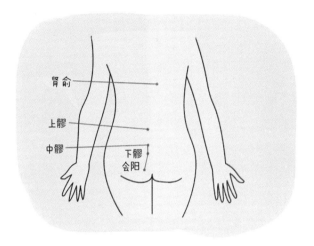

1. 中医传统治疗

中医传统治疗对尿失禁较好的疗效。方法有中药、针刺、电针、穴位埋线、穴位注射、穴位贴敷等。常用的有菟丝子、枸杞子、桑葚子，三子相配，无论肾阴虚、肾阳虚皆可用之，补而不腻，不温不燥，是平补肝肾之佳品。调补督任两脉，益肾

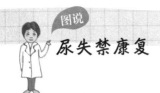

固本法，针刺百会、四神聪、命门、中极，温针灸气海、关元。针药合用能够激发经气，气至病所，对治疗难治的尿失禁能收到意想不到的效果。

当前最热的内脏筋膜理论与中医的经络理论类似，中医的整体观念即人体的五脏六腑不是独立存在的结构单位，而是通过经络、气血与全身各部的器官组织联系在一起的，互相协调，互相制约，发挥着生理功能，大大提高尿失禁的疗效。

针灸治疗尿失禁

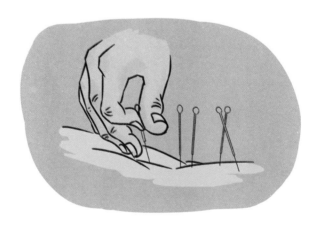

2. 手法治疗

排尿与骨盆、神经、肌肉、筋膜密切相关，传统医学的整骨技术（包括骨盆和尾骨）、筋膜手法、盆底肌锻炼对改善尿失禁大有裨益。

尾骨与盆底肌

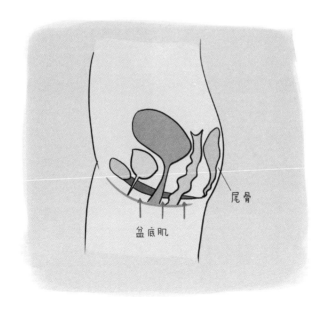

尾骨

盆底肌

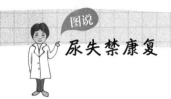

五、药物治疗

1. 急迫性尿失禁的药物治疗

急迫性尿失禁应首选药物治疗和行为训练治疗，抗胆碱能和 α_1 肾上腺素能受体阻断剂等药物已经被证明最为有效。抗胆碱能制剂可以松弛平滑肌组织，而且对于过度活动的膀胱有抗痉挛效应。索利那新与传统抗胆碱药（如托特罗定和奥昔布宁）相比，索利那新的不良反应（如口干、便秘、视物模糊等）减少，耐受性较好，是目前治疗伴有尿急、尿频、急迫性尿失禁的膀胱过度活动最常用的、副反应少的药物。药物治疗须在医生指导下使用，医师要注意随访，帮助患者树立战胜疾患的信心，患者要按规定服药与定期复查。

抗胆碱能制剂

是目前临床治疗急迫性尿失禁和膀胱过度活跃的一线药物，常用药物有：托特罗定、盐酸奥昔布宁、索利那新及硫酸茛菪碱等。索利那新常用剂量为每天 5 毫克或 10 毫克，是新型 M_3 受体拮抗剂，对膀胱内受体选择性高，副作用少。

三环类抗抑郁药

中枢神经系统如皮质、间脑、中脑、延髓和脊髓等多个功能区参与排尿控制，三环类抗抑郁药如丙米嗪、阿米替林，有抗胆碱能效应，松弛平滑肌，中枢性抑制排尿反射。其缺点是起效慢，需服用数周才能见效。

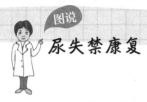

α₁ 肾上腺素受体阻断剂

α₁受体拮抗剂可以阻断膀胱颈、后尿道平滑肌的兴奋作用，缓解尿频、尿急症状，通常用来治疗良性前列腺增生（压迫男性尿道，造成尿流梗阻，导致充溢性或急迫性尿失禁）。有三种药物常用来治疗前列腺增生和相关的尿失禁：多沙唑嗪、坦索罗辛（哈乐）、特拉唑嗪。

钙离子拮抗剂

通过阻滞细胞外钙离子内流从而抑制膀胱逼尿肌的收缩，减少膀胱过度活动，缓解急迫性尿失禁。常用药物有尼莫地平、维拉帕米等，虽然有临床研究证明有效，但临床应用很少。

肉毒杆菌毒素

A 型肉毒杆菌毒素能阻断神经末梢突触释放神经递质乙酰胆碱，使肌肉松弛麻痹，缓解肌肉痉

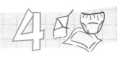

挛。疗效 1 周内出现，可持续 6 ~ 9 个月，再次注射药物依然安全有效。

急迫性尿失禁的药物治疗

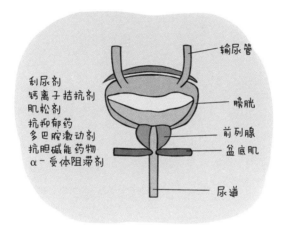

利尿剂
钙离子拮抗剂
肌松剂
抗抑郁药
多巴胺激动剂
抗胆碱能药物
α - 受体阻滞剂

输尿管
膀胱
前列腺
盆底肌
尿道

2. 压力性尿失禁的药物治疗

目前尚无全球公认的既有效又安全的治疗压力性尿失禁药物，临床常用一线药物有 3 类：α_1 肾上腺素激动剂、雌激素替代疗法及三环抗抑郁药。

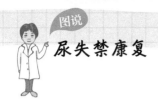
六、子宫托

　　子宫托用于治疗盆腔器官脱垂已长达千年之久，新型的抗尿失禁子宫托增加尿道下方的支撑，保持尿道膀胱颈的位置，使腹内压充分传递到尿道，同时还可提高尿道闭合压，以改善溢尿症状，子宫托也是压力性尿失禁的治疗方法之一。作为高风险手术的替代，子宫托的使用方便安全，风险小，并发症少。现在的子宫托都是医用硅胶或乳胶材料，易放置易取出，不易过敏，不吸收分泌物，无阴道异物感，可以高温灭菌或杀菌剂消毒，便于长期使用。针对尿失禁的发病原理，通过对尿道提供一个机械性的支持而起作用，目前有环形带结子宫托、有支撑的环形带结子宫托、Uresta 子宫托、盘状子宫托、牛角形子宫托或立方体形子宫托等形状，临床根据需要选择。

1. 放置子宫托的适应证与禁忌证

子宫托可用于因合并内、外科疾病无法耐受手术或不愿手术的尿失禁患者，尤其适合体弱、年老女性。

放置子宫托的禁忌证：

会阴重度裂伤、阴道口松弛、阴道穹隆变浅或消失，因而不能卡住子宫托者。

有内、外生殖道炎症存在。

重度子宫脱垂无法还纳阴道者。

子宫颈过长或疑有癌变者。

尿瘘、粪瘘者。

产褥期。

盆腔肿瘤或合并腹水，使腹压增加者。

未婚女性。

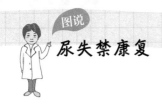

2. 放置子宫托前的评估

包括全身的体格检查及全面的盆腔功能既往病史。

评估的目的：

对盆腔前（膀胱）、顶部（子宫／阴道穹窿）、后部（直肠）支持结构缺陷的量化评估。

对会阴体完整性的评估。

对阴道上皮健康程度（厚度及异常分泌物）的评估。

对盆底肌肉力量的评估。

对阴道官腔长度及管径的评估。

对耻骨降支夹角的估计。

评估时，可根据需要进行尿动力学、盆底超声等检查。

3. 抗尿失禁子宫托的放置方法

将子宫托对折，以较小横截面放入阴道内，放开子宫托时即可打开恢复原状。将方形结节放置于尿道下，支撑起尿道。若托持不住，选择大一号试戴；若异物感强烈，选择小一号试戴。放置后嘱患者采取仰卧位及站立位测试效果，以能托持住且无强烈异物感为试戴成功标准。先试用子宫托2周，2周后再返回诊治检查，如果效果满意，可以长期佩带子宫托。教会患者如何放置和取出子宫托。若能独立使用子宫托，1年后返回行阴道窥器检查，以观察阴道黏膜的磨损情况。对于不能独立使用子宫托的患者，3～6个月复查。

4. 影响子宫托成功放置的因素

阴道手术史；阴道过短（＜6厘米）；阴道口过宽（≥4横指）；严重的阴道后壁缺陷。抗尿失禁子宫托的主要功能是增加膀胱和尿道的力学支持，阴道的长度与宽度决定了子宫托的型号。

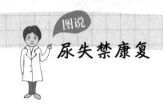

5. 抗尿失禁子宫托的护理

由于子宫托放置时间较久，护理人员需向患者细心讲解子宫托如何置入、取出，结节朝上以及定期消毒清洗（建议每 2 周取出一晚），嘱咐患者戴托期间不宜过度劳累，定期回医院复诊（若情况正常，建议戴托后分别在一周、一月、三月、半年、一年后回来复诊），平时注意锻炼。若是老年患者，应有年轻家属一起了解子宫托的置入、取出时间间隔、方法、复诊时间。建议同时开展盆底康复训练，加强治疗效果。

6. 注意事项

如果子宫托放置成功，患者会继续使用。有些患者因阴道黏膜薄易出现阴道擦伤，可以局部使用雌激素替代治疗。如在使用子宫托的期间出现新发的或持续的尿失禁则停用，改为其他治疗。

子宫托治疗尿失禁

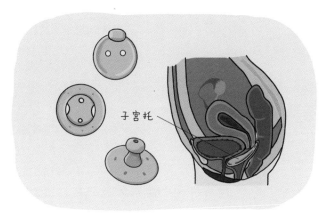

子宫托

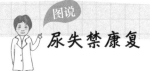

七、手术治疗

非手术治疗效果不佳或中重度尿失禁严重影响生活质量的患者，可考虑行手术治疗。手术治疗的目的在于保护和改善肾脏功能，尽可能恢复排尿功能，即做到储尿与排尿之间的平衡，提高生活质量。不同的病因和不同的症状，手术方式各异。

1. 盆底重建手术

主要用来治疗中重度压力性尿失禁，疗效稳定、损伤小、并发症少。

盆底功能重建手术

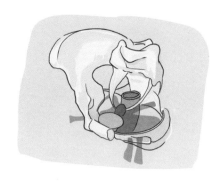

2. 椎管减压手术

施行椎管减压，切除粘连束带及其他病变，恢复神经控尿。

3. 增加膀胱出口阻力的手术

对于控尿"开关"括约肌损坏的患者，可以行人工尿道括约肌植入术、尿道周围注射疗法、膀胱颈悬吊术治疗漏尿。

4. 骶神经电刺激疗法

又称 InterStim 膀胱起搏器，如心脏起搏器一样，通过电刺激膀胱来定期排尿。

手术治疗为有创治疗，有出血、排尿障碍、尿潴留、泌尿系统感染、吊带暴露和侵蚀及复发等问题。

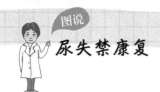
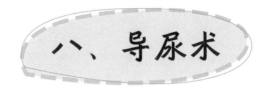

八、导尿术

对于某些复杂的尿失禁，如神经系统疾病、尿道括约肌损伤等相关性尿失禁，处理繁琐，疗效有限，但不要畏难，仍有很多办法让患者拥有独立的生活方式。

1. 导尿术

导尿管是薄、空心、柔性的导管，可通过尿道口进入膀胱，把尿液引流出来，是一种有长久历史的治疗手段，具有操作简便、效果好、经济等优点，至今仍被普遍应用。主要包括留置导尿、无菌性间歇性导尿和间歇性清洁导尿。对于严重的尿失禁，尤其是老年体弱患者，留置导尿管是不错的选择。导尿管插入膀胱后，使气囊充气或充满了无菌水，防止滑出。由于传统的留置导尿法常易引起尿路感染，故多数情况下，主张首选间歇性清洁导尿。

各类导尿管

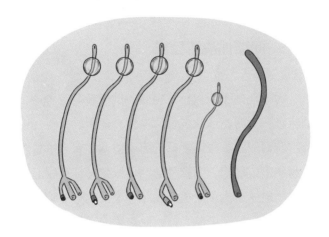

2. 留置导尿术

留置导尿术的适应证：低压性膀胱输尿管反流；严重的双侧上尿路积水；伴有膀胱输尿管反流的急性重症肾盂肾炎；患者对其他治疗方法不合作；重症和虚弱患者存在膀胱排空不完全或完全性尿潴留、尿失禁；无法实施间歇性导尿者。

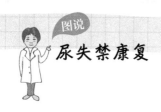
留置导尿期间需预防以下并发症：尿路感染；膀胱结石；膀胱挛缩；血尿；导尿管堵塞等。

3. 间歇性清洁导尿

对于任何不能自行排空膀胱的患者均可考虑，适应证：暂时性或永久性尿潴留；逼尿肌反射亢进及膀胱逼尿肌、尿道外括约肌不协调；有手术禁忌的膀胱出口梗阻。间歇性清洁导尿禁忌证有尿道畸形、严重尿道炎和尿道周围脓肿等。实验证明正常的膀胱具有抗感染能力，膀胱黏膜的完整和膀胱自身的排空是机体的一种防御机制。因此，即使因导尿管或导尿过程中可能使细菌进入膀胱，也完全可以依赖这一机制以及间歇性导尿（如同形成正常的排尿周期）加以消灭或清除，从而最大程度地避免尿路感染。尽管无菌性间歇性导尿略优于间歇性清洁导尿，但相对而言后者更为简单方便，尤其适于需长期在家导尿又无法达到无菌要求的患者。

间歇性清洁导尿方法

使用一次性消毒或普通的导尿管（后者每次用前开水煮沸 20 分钟，用后及时洗净置于干净容器内），每次导尿前用肥皂和清水洗净手和阴部，男孩需使用润滑剂，大年龄的女性如能自行导尿则借助镜子或感觉，一手将阴唇分开，另一手插导尿管。

严格控制患者每日摄水量在 2 000 毫升以内，平均 125 毫升 / 小时。

完全无法排尿时，每 4 小时导尿 1 次。

两次导尿之间能自行排尿 100 毫升以上，残余尿量在 300 毫升以上时，每 6 小时导尿 1 次。

两次导尿之间能自行排尿 200 毫升以上，残余尿量 200 毫升以上，每 8 小时导尿 1 次。

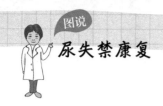
残余尿量在 100～200 毫升时，每天导尿 1～
2 次。

当残余尿量 < 100 毫升或为膀胱容量在 20%
以下时（达到膀胱功能平衡），可以停止导尿。

4. 膀胱造瘘术

无法从尿道插入导尿管，膀胱又不能排空者或
尿路有严重感染的患者可考虑行膀胱造瘘术，在耻
骨上作膀胱造瘘术，使尿液引流到体外，可暂时性
或永久性解决患者的排尿困难。术后注意造瘘口清
洁干燥，每日清洁造瘘口并常规进行冲洗。

九、尿失禁的辅助用具

尿失禁的常用辅助用具:

1. 外部导管或避孕套导管

留置导管的缺点包括泄漏和尿路感染的风险增加，而外部导管更加舒适和方便，并可让大多数男人自信、积极地生活。若皮肤过敏或不正确的使用，将导致皮炎或皮疹。

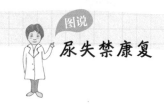

外部导管及集尿器

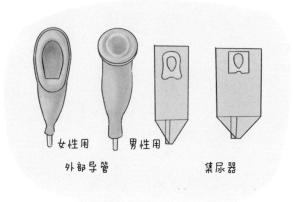

女性用　　　男性用

外部导管　　　　　　集尿器

2. 尿布、尿裤

尿布或垫、成人纸尿裤来帮助尿失禁患者，采用塑料裤子一起帮助控制泄漏，使用保持干燥的服装和床上用品。首先，要经常更换，避免出现如湿、异味和皮肤刺激。现在有些尿布，可以穿长达24小时，让患者感觉到更大的独立性。

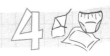

3. 尿垫

尿垫可以为患者提供额外的保护，避免受潮湿和舒适。塑料裤子，可以一次性或重复使用。皮疹是尿垫常见的副作用，注意预防并及时处理。

尿布、尿垫、尿裤

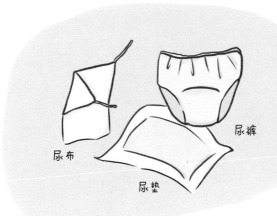

尿布

尿裤

尿垫

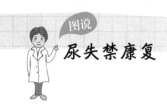
4. 如何预防皮肤皮疹

皮疹：使用外部导管、避孕套导管或尿垫最常见的副作用就是皮肤出现疹子或刺激，尿液的酸度可以侵蚀会阴部敏感皮肤。妥善处理和管理皮疹对这些患者至关重要。

会阴部皮疹

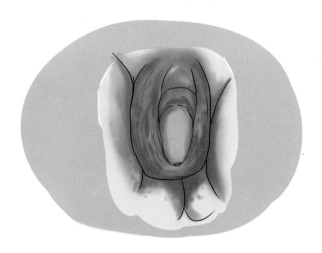

5. 导管的大小正确

选择外部导管时，要确保尺寸正确。如果松动，将发生泄漏并导致发炎、皮疹，但如果太紧会造成局部损伤包括坏疽和溃疡。故应选择正确的直径和长度。

6. 避免丙烯酸酯胶黏剂

应该避免对避孕套导管的丙烯酸酯胶黏剂，这种温和的胶带易使会阴部皮肤出现刺激反应。

7. 请确保皮肤完全干透

避免导尿管从皮疹区通过，确保皮肤完全干燥才使用。湿的皮肤可以软化胶黏剂，使导管松脱或磨掉，导致皮疹和刺激。

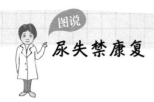

8. 用外部导管的时间不要超过推荐使用时间

大多数男性的外部导管可以用 24 小时，但时间太长会引起刺激。并且使用时要检查密封性，是否有泄漏。

9. 减轻胶黏剂的副作用

为了减轻胶黏剂的副作用，让患者或陪护使用避免皮肤敏感的水胶体，无乳胶材料密封可减少皮疹或刺激的机会。24 小时保持清洁、干爽舒适。

10. 如何管理皮疹

保持皮肤清洁

用温水洗净，局部使用温和的非碱性肥皂或清洁剂。

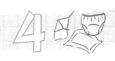

继续了解皮肤刺激的情况

若皮疹消失，一定要继续留心皮肤是否有发红或干燥，避免更大的刺激或复发。

如有必要，请使用皮肤保护剂

使用乳液或乳霜保护患者的皮肤。

咨询医生

如果有皮疹或刺激，可能对产品有过敏反应，及时咨询医生。

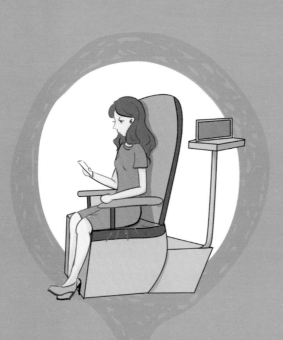

CHAPTER 5

压力性尿失禁的康复

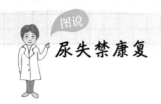
一、概述

尿失禁是常见病、高发病，在女性中更多见且发病年龄早。据全球统计，50岁以上女性尿失禁患病率接近50%，严重尿失禁约为7%，其中约一半为压力性尿失禁。我国的患病率与此基本相当。由于社会经济和文化教育等因素，女性对排尿异常羞于启齿，导致女性压力性尿失禁长期以来不为医患双方所重视。随着我国国民经济的快速增长及人民生活水平的迅速提高，女性压力性尿失禁所带来的诸多健康和社会问题正逐渐受到重视。

压力性尿失禁指喷嚏、咳嗽或运动等腹压增高时出现不自主的尿液自尿道外口漏出，常见原因为妊娠与分娩。

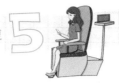
二、诊断

1. 临床表现

表现为咳嗽、喷嚏、大笑等腹压增加时不自主漏尿，停止加压动作时尿流随即终止，不伴有血尿、排尿困难、尿路刺激症状或下腹或腰部不适等。

2. 体格检查

一般状态：生命体征、步态及身体活动能力、精细程度及对事物的认知能力。

全身体检：神经系统检查及腹部会阴部检查。

专科检查：外生殖器及肛门指诊检查前列腺、肛门括约肌及直肠。

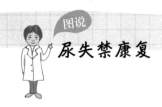

其他特殊检查：压力试验、指压试验、尿常规检查、3天排尿日记、棉签试验和尿垫试验，可选择盆底超声检测及尿动力学检查。尿动力学检查表现为在腹压增加而逼尿肌稳定性良好的情况下出现不随意漏尿。

3. 程度诊断

根据临床症状分级：

轻度：一般活动及夜间无尿失禁，腹压增加时偶发尿失禁，不需佩戴尿垫。

中度：腹压增加及起立活动时，有频繁的尿失禁，需要佩戴尿垫生活。

重度：起立活动或卧位体位变化时即有尿失禁，严重地影响患者的生活及社交活动。

三、非手术治疗

非手术治疗具有并发症少、风险小的优点，可减轻或治愈患者的尿失禁症状。

1. 生活方式干预

又称行为治疗，包括减轻体重，尤其是体质指数 BMI > 30 者，还有戒烟、减少饮用含咖啡因的饮料，避免或减少腹压增加的活动等。

2. 治疗便秘、呼吸系统疾病等慢性腹压增高的疾病。

3. 盆底肌训练

在治疗师指导下进行至少 3 个月的盆底肌训练作为对压力性尿失禁患者和以压力性尿失禁为主的

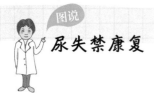

混合性尿失禁患者的一线治疗（A级证据）。科学的盆底肌训练才会对控尿有效。可参照如下方法实施：可在许多情况下进行盆底肌锻炼，甚至在商场购物时；盆底肌的收缩与放松同样重要；盆底肌及腹横肌协同收缩效果更好；进行盆腹协调性收缩训练，腹压增加前首先反射性收缩盆底肌；尿失禁患者需要终生坚持盆底肌训练。在训练3个月后门诊随访，进行主客观治疗效果的评价。盆底肌训练还可采用生物反馈方法，疗效优于单纯盆底肌训练。

4. 盆底电刺激与生物反馈治疗

该方法是常用的盆底物理治疗方法，特别适用于盆底肌肌力不能主动收缩时。

5. 电针

中国已有多中心大样本的临床研究证明电针是治疗压力性尿失禁的安全有效的方法。

6. 药物治疗

药物治疗有可能减少患者的漏尿次数，改善生活质量。如口服盐酸米多君，外用雌激素治疗等，但疗效存在争议。

四、手术治疗

非手术治疗效果不佳或中重度压力性尿失禁严重影响生活质量的患者，可考虑手术治疗，伴有盆腔脏器脱垂等盆底功能病变需行盆底重建者，可同时进行抗压力性尿失禁手术。现代微创手术的最大优势在于疗效稳定、损伤小、并发症少，但手术为有创治疗，存在并发症的风险。

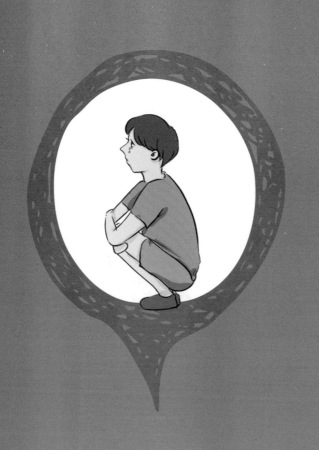

CHAPTER **6**

急迫性尿失禁的
康复治疗

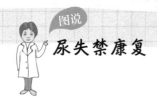

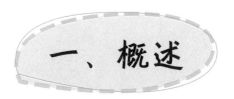

一、概述

急迫性尿失禁是指患者有强烈的尿意后，尿液不由自主经尿道漏出。患者需频繁上卫生间，甚至不足两小时就需要去一次，常有夜间尿床。引起急迫性尿失禁最常见的原因为神经源性膀胱（过度活动型）以及慢性泌尿系统感染；膀胱结石或息肉也可以刺激膀胱导致逼尿肌不稳定，从而引起急迫性尿失禁。

二、急迫性尿失禁的诊断

1. 自我评价量表

OABSS 量表（即膀胱过度活动症患者自我评价量表）适用于伴随尿急或紧随其后出现不自主的漏尿的患者。诊断时，需选择患者最近一周内最接近排尿状态的得分：OABSS 总评分就是这 4 个问题评分的总和。基于 OABSS 评分表，当问题 3（尿急）的得分在 2 分以上，且整个 OABSS 得分在 3 分以上，就可诊断为 OAB（注：如无尿急不能确诊）。

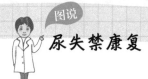
问题	症状	频率次数	得分
1. 白天排尿次数	从早上起床到晚上入睡的时间内,小便的次数是多少?	≤ 7	0
		8 ~ 14	1
		≥ 15	2
2. 夜间排尿次数	从晚上入睡到早上起床的时间内,因为小便起床的次数是多少?	0	0
		1	1
		2	2
		≥ 3	3
3. 尿急	是否有突然想要小便,同时有难以忍受的现象发生?	无	0
		每周 < 1	1
		每周 > 1	2
		每日 = 1	3
		每日 2 ~ 4	4
		每日 ≥ 5	5
4. 急迫性尿失禁	是否有突然想要小便,同时无法忍受并出现尿失禁的现象?	无	0
		每周 < 1	1
		每周 > 1	2
		每日 = 1	3
		每日 2 ~ 4	4
		每日 ≥ 5	5

OABSS 患者严重程度分级

OABSS 总得分 ≤ 5 : 轻度 OAB ★

6 ≤ OABSS 总得分 ≤ 11 : 中度 OAB ★★

OABSS 总得分 ≥ 12 : 重度 OAB ★★★

2. 体格检查

一般状态：根据相应病史，重点检查呼吸、步态及身体活动能力、精细程度及对事物的认知能力。

全身体检：神经系统及腹部、会阴部的感觉与运动功能情况，是否有肌筋膜疼痛触发点。

专科检查：外生殖器、阴道、肛门指诊检查膀胱及盆腔触发点。

其他检查：血、尿检查排除泌尿系感染，尿流动力学检查时可以观察到与逼尿肌不自主收缩有关的漏尿。排尿日记可使医生了解症状出现的确切时间和严重程度，有助于诊断。

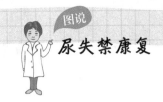
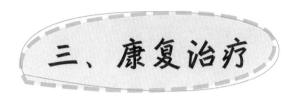

急迫性尿失禁的首选治疗是行为治疗和药物治疗。

1. 行为治疗

膀胱训练，包括定时排尿和延迟排尿训练。

2. 药物治疗

抗胆碱能和 α_1 肾上腺素受体阻滞剂等药物已经被证明对急迫性尿失禁为有效。其他可选的方案还有膀胱壁肉毒毒素 A 注射，可用于顽固性急迫性尿失禁。

3. 盆底肌训练

盆底肌训练可以加强盆底肌力量，从而抑制逼尿肌的不自主收缩，可以联合使用生物反馈和电刺激。

4. 电针

5. 手法治疗

膀胱周围盆腔肌肉筋膜紧张与尿急尿频密切相关，手法松解及电针临床治疗有效。

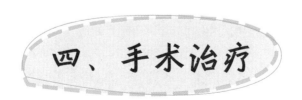

应用于其他治疗无效的病例，主要手术方法有扩大膀胱术和骶神经调节术。

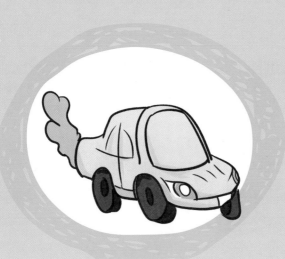

CHAPTER 7

混合性尿失禁的康复治疗

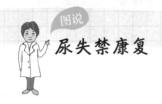

　　混合性尿失禁常以压力性尿失禁合并急迫性尿失禁最多见，患者既有尿急等急迫性尿失禁病症，又有咳嗽、跑跳等腹压增加引起的不自主漏尿表现。患者常表现为一种症状为主，两种尿失禁的症状可以互相影响。压力性尿失禁常见于中青年女性，而混合性尿失禁以老年人多见。混合性尿失禁

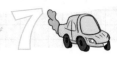

的治疗要比单一类型尿失禁的治疗复杂，重点在于判断急迫性尿失禁和压力性尿失禁在病因方面的权重，以确定治疗的重点和先后顺序。临床常先解决急迫性尿失禁，再处理压力性尿失禁。如果采用非手术治疗，两者可同时进行，具体的康复方法请参考压力性尿失禁康复和急迫性尿失禁康复。

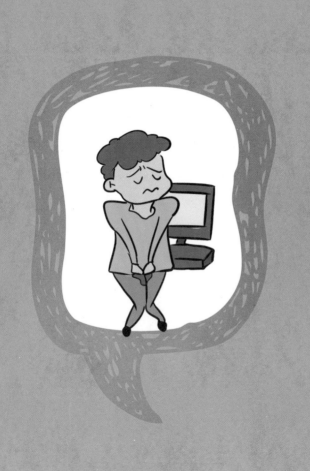

CHAPTER 8

女性尿失禁的康复

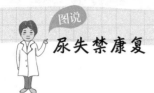

问题关键点：女性压力性尿失禁可以治疗，但很多女性不及时就医，错失治疗时机。

解决办法：正确认识尿失禁，女性尿失禁很常见，及时就医，巩固治疗，轻松控尿。

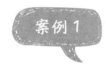

女性尿失禁患者感悟：产后漏尿不要怕，早预防，早治疗，早康复。

蒋某，32岁，湖南娄底人，2014年1月18日顺产一男婴，体重3.6千克，自孕28周起就有咳嗽时尿液不自主流出现象。

患者自述：我孕期就有漏尿，当时并没有太在意，认为生完宝宝可能就好了。宝宝出生一个月后，漏尿没见好转，我尝试使用护垫，但长期使用护垫一段时间后我发现外阴有瘙痒的感觉。平时我是一个喜欢在周末或闲暇时与朋友聚会、唱歌的人，从此再不敢外出参加派对、聚会，亦不敢参加户外活动，朋友也不再约我，我觉得自己的朋友圈都变小了。生活受到极度影响，原本积极乐观的我开始慢慢变得沉默寡言、抑郁寡欢。

随后我到当地多家医院就诊，做了相关的检查发现并没有明显问题，用药一段时间后漏尿问题还是未能得到彻底解决。后来到上级医院康复医学科就诊，医生给我做了详细的评估。在医生的指导下我才渐渐明白，这个疾病主要是孕期子宫压迫盆底肌肉，盆底肌肉松弛、肌力下降，加上分娩过程中盆底受到不同程度的牵拉与撕裂，导致产后阴道过度松弛及漏尿。医生建议我做盆底康复治疗，并为我制定了详细的治疗方案，医院盆底康复治疗，再结合家庭盆底肌肉的主动锻炼方法来锻炼盆底肌。虽然我知道了自己漏尿的原因，但第一次治疗可能是因为我过于紧张总是不知道如何正确的收缩盆底肌肉，医生在一旁很耐心地指导鼓励，为我缓解压力，并教我科学的家庭锻炼方法。在医生的帮助下，从第二次治疗开始我慢慢找到盆底肌肉收缩的感觉，之后的每次治疗后我都能感觉到自己有进

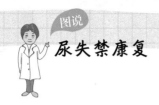

步，这让我非常开心，瞬间找到了自信。每一次我都按医生建议在约定的时间治疗，珍惜每一次在医院治疗的机会，回家配合阴道哑铃坚持做盆底肌锻炼，不仅晚上睡觉前练习20分钟，每天起床前也练习20分钟。功夫不负有心人，漏尿的频率和量慢慢减少了。一个疗程治疗结束后，经检查，我的盆底肌力接近正常，能自如地收缩和控制盆底肌肉，关键是漏尿问题也消失了，可以放心地参加派对、聚会，而且和老公同房时也找到了生宝宝之前的感觉。现在我坚持在家里做盆底肌锻炼。至今四年过去了，没有了漏尿的困扰，我觉得生活一切都很美好。同时我也建议大家，如果万一你也遇到了和我一样的问题，请别不好意思说出口，早检查、早治疗、早康复。

案例解析

一、女性尿失禁的临床特点

因为女性解剖结构和生理特征，女性尿失禁远比男性多见，发病率约为男性的 2 倍。据文献报道，40~60 岁的女性，尿失禁发病率约 50%；≥ 75 岁的老年女性，发病率超过 75%。现实中，部分尿失禁女性没有就医或没有向医师如实反映病情，尿失禁实际发病率常被低估。

女性骨盆较男性骨盆宽而浅，有利于生育。女性会阴底部封闭骨盆的出口多。男性有两个开口——尿道与肛门；女性有三个开口——尿道、阴道、肛门。女性的盆膈比男性薄。盆底组织不仅要缓和来自身体上方的恒压，还要代偿来自妊娠、咳嗽、喷嚏、运动等腹压升高的格外负荷。

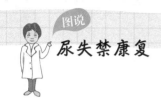

所以，成年女性尿失禁发病率远高于男性，以压力性尿失禁为主，任何导致腹压升高的活动，如咳嗽、打喷嚏、大笑、运动、提重物、性交都可能导致漏尿，是生理压力，而不是心理压力啊！随着年龄增长，逐渐转变为以压力性尿失禁及膀胱过度活跃并存的混合性尿失禁。

二、女性尿失禁的原因

女性尿失禁可发生在任何年龄，常见原因有妊娠、产伤、年龄增长、肥胖、便秘、下尿路感染、肺部疾病及咳嗽、久坐、遗传等。

肥胖是尿失禁的独立危险因素，多项研究证实，肥胖的女性减轻体重就可以明显改善尿失禁。便秘而长期用力排便，导致腹压增加，是导致盆底弱化、功能减退及尿失禁的危险因素。

三、女性尿失禁的康复治疗

包括饮食调整、控制体重、姿势管理、运动康复、药物治疗、盆底肌物理治疗及盆底肌训练、抗尿失禁子宫托等。其他治疗方式失败时，可考虑手术治疗。

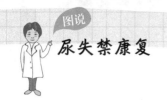

四、女性尿失禁的健康教育

早期预防是女性尿失禁防治的关键因素。

加强家庭盆底肌肉训练：在任何时间、任何地点进行训练都有助于减轻尿失禁，成年女性终生坚持盆底肌锻炼，保持盆底健康。

正确的姿势控制可使核心肌群耐力增强，脊椎及骨盆的稳定性好，注意呼吸调整，保持盆底肌及膈肌、腹横肌协调收缩。

把特定的盆底锻炼融入到日常锻炼或活动中。

提拿物品，量力而行，避免盆底肌持续地受到高腹压的影响，并且在腹压升高前自动提升盆底肌。

终生的盆底肌锻炼来保持盆底健康，以及坚持舞蹈、太极、瑜伽及低中强度的有氧健身操等维持身心健康。

 孕期尿失禁患者的故事

32岁的李女士怀上二胎，从孕29周开始感觉打喷嚏、咳嗽有漏尿。有一次正在开会的李女士，忍不住打了个喷嚏，尿液漏出瞬间把外裤也打湿了，颇是尴尬。外出时李女士最关心的是厕所在哪里，李女士渐渐地感到焦虑、沮丧、压抑，平时不敢离家时间太长，又担心漏尿随怀孕加重，只好控制喝水的量。

身为公司高管的她，平时工作繁忙，很少按时如厕。自从在怀孕29周后漏尿更是让她痛苦不已，即使不喝水也老是想跑卫生间，李女士越发烦躁，旁人看着都以为是怀孕时期情绪不稳定，李女

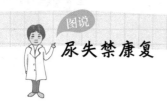

士真是有苦难言。不知道该怎么解决，也不好意思咨询别人，经过几天的网上查询，"尿失禁"三个字深深刻进了她的脑海里。在她意识里这种情况通常应该只有小孩子和老人才会出现。终于，一筹莫展的李女士带着各种疑问鼓足勇气来到医院就诊。

通过交谈，我们了解到李女士一年前顺产下一名3.9千克的女婴，阴道侧切、撕裂缝了5针，产后身体外观无任何异样。产后半年多又怀上二胎。

像李女士这种对于女性盆底知之甚少的女性有很多，医生耐心地跟李女士解释：因为头胎生产后引起了盆底功能的损伤，短期内又怀了二胎，松弛的盆底承托不了日渐长大的子宫重量，子宫向前向下压迫膀胱，引起膀胱的储尿量明显减少，稍微用力、咳嗽或者打喷嚏等腹压增大的时候就会引起漏尿。让李女士做盆底肌训练屏气时，观察到她只是腹部大腿用力，盆底肌肌肉并无明显运动。因此，指导李女士正确姿势，并学习盆底肌收缩，每天坚持锻炼，配合阴道哑铃做家庭康复训练，先从最小重量开始，每日15～20分钟。盆底肌肉锻炼是一个循序渐进的过程，需持之以恒，贵在坚持，才能达到明显改善的效果。李女士领悟力比较强，经过专业指导，慢慢找到了盆底肌肉收缩的感觉。李女士从最初的腹部、大腿内侧、臀部等肌肉的代偿协助，到单独的盆底肌肉收缩，现在腹压增加前就会自觉收缩盆底肌。

身为职场女强人，面临漏尿的尴尬，她也有过失落，有过自卑，甚至觉得自己无法面对社会，有过封闭自己的想法，还差点离开了职场。盆底康复治疗后，李女士一步步地走出雾霾，大家又看到了那个美丽自信的职业女性、一个洋溢着浓浓幸福的快乐孕妈妈。

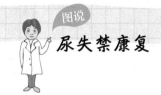
案例解析

五、孕期尿失禁的康复

1. 孕期尿失禁特点

既往大家更多地关注分娩后的尿失禁，孕期的尿失禁常常被忽视。最近研究显示，如果孕期任何时间点出现了尿失禁的女性，产后发生尿失禁的风险更高。美国泌尿协会再生医学研究院调查显示，63% 压力性尿失禁女性诉她们的症状始于妊娠或在分娩之后，甚至推测孕期女性都会经历某种程度的尿失禁。

孕期尿失禁发病率为什么如此高？主要由子宫和胎儿体重的增加导致盆底肌肉压力增加以及整个怀孕期间妇女体内与激素水平的变化有关，这些因素可以导致膀胱颈和尿道的活动性增加，进而导致尿道括约肌功能不全，孕期（特别妊娠末期胎儿）腹压明显升高，作用在膀胱上，因此产生尿失禁。研究发现，女性有尿失禁家族史、年龄 > 35 岁、孕期增重（BMI）超标、经产妇都是尿失禁的高风险因素。

2. 孕期尿失禁的治疗

　　尿失禁并不是孕期正常生理现象，而是一种病态，需要积极预防和治疗。孕期尿失禁让人尴尬，但是积极的处理一般能控制尿失禁，并不会太影响孕期生活，同样可以享受女性怀孕的幸福。

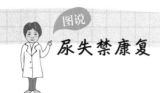

尿失禁康复

孕期强化盆底肌训练的方法：

首先评估孕妇情况，是否适合运动。孕期适度运动能提高和保持肌肉体积，强化盆底和核心肌，适应孕期重心的改变，并有助于分娩。若孕前有运动习惯，可在孕前半年开始评估身体，加强脊椎力线调整、盆底肌及核心肌群的训练。孕期要注意运动强度，若伴有头晕、严重贫血、未控制的糖尿病、心肺疾病、高血压或早产、阴道流液流血等情况，应避免运动。

适合的运动包括散步、产前瑜伽、改良的普拉提、坐姿健身球、弹力带、水中运动（游泳、水中跑步）等。16 周以后避免平躺着运动。

孕期练习盆底肌训练，全天任何时间，坐位、站立或侧卧位皆可，排空膀胱后进行。每天 100 ~ 200 次，4 ~ 8 周规则训练后有效，能预防或治疗孕期尿失禁或产后漏尿。

如果疲劳或劳累，应停止运动，妊娠期间不适合过度活动。避免提举重物，尤其孕晚期不能举物超过头顶。可以针对个体情况进行评估，选择轻中度力量训练。

穿舒适的能支撑脚踝和足弓的鞋袜，运动后慢慢伸展，但不要过度伸展。避免跳跃运动、仰卧起坐或容易跌倒的运动。

另外，孕期需注意如下几点：

勤上厕所，每2小时1次，不要让膀胱容量太满。孕晚期由于妊娠中的胎儿向前压迫膀胱，膀胱变得扁扁的，储尿量就会比非孕时明显减少，因而排尿次数要增多，不要憋尿，但也不要刻意过度密集排尿。

关注孕期体重增长，孕期体重增长过多，发生尿失禁的几率更大。

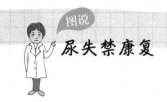

合理控制，补充水分要适量。避免喝利尿和刺激性饮料如咖啡、茶。少饮水并非明智之举，有些准妈妈为避免频繁上卫生间，就尽量少喝水、少吃水果，会导致更大的麻烦—便秘。

及时处理下尿路感染。

3. 孕期尿失禁在分娩后会持续存在吗

不一定。孕期尿失禁在生产后解除子宫对膀胱的直接压迫，使部分尿失禁缓解。但部分孕期或孕前盆底松弛，在单次或多次分阴道分娩后，尿失禁会持续到产后。

女性尿失禁在孕期及产后发病率如此之高，是一种说不出口的常见病。不幸的是，许多尿失禁女性没重视，没有告诉医生自己的真实情况，认为几滴尿没什么担忧的，或羞于就医，或默默忍受。尿

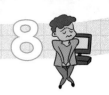

失禁没必要忍，当有孕期尿失禁或产后尿失禁，说明控尿能力受损，就要勇于就医，让问题得到解决才是根本。目前最安全有效的办法就是预防尿失禁，尽早干预，让恼人的漏尿消失。孕前特别是再次妊娠前调整身心、改善盆底功能尤为重要，建议两次妊娠之间间隔 2～3 年。

尿失禁切勿讳疾忌医

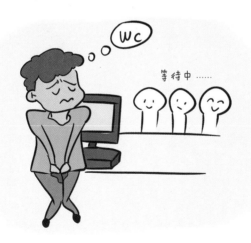

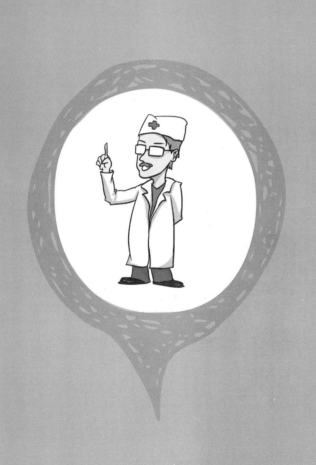

CHAPTER

9

男性尿失禁
的康复

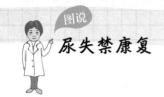

男性也有尿失禁！50 岁以前男性尿失禁发病率底，50 岁以后发病率明显增高。

案例 一位中青年男性尿失禁患者的康复

彭某，男，34 岁，湖南望城人，快递员，每天骑着摩托车接送快递。

2015 年 5 月 30 日下午赶着送件时，彭某因抄近路在转角处与小车相撞，当时下腹部疼痛，尿道口流血、不能排尿。被送到医院急诊，诊断为尿道损伤，做了两次手术，术后一直插着导尿管，住院 30 余天后拔管出院。他到家后就发现内裤被尿湿，在咳嗽、大笑的情况下，漏尿更加明显，就诊于泌尿外科。医生了解完病史，结合查体、膀胱镜和尿动力学的检查结果，考虑为尿道括约肌损伤。同时考虑因术后长期留置导尿管（预防尿道粘连）导致

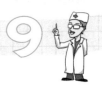

尿道括约肌的失用性萎缩，建议盆底康复治疗。康复方案包括注意戒烟控制体重、控制饮水量、定期排尿、记录排尿日记、手法瘢痕松解治疗盆底肌训练和生物反馈治疗。

坚持了 1 个疗程后，漏尿情况较前好转，平躺休息的时候不会尿湿裤子，不过咳嗽、大笑时仍有漏尿。医生建议在原来的基础上修改康复计划和目标，除了盆底肌训练，配合呼吸训练增加核心肌群训练；尤其是咳嗽及大笑时有意识地盆底肌锻炼，加以强盆底肌肉的力量达到控制不漏尿；另外进行有氧训练如慢跑、游泳等。

到第 2 个疗程治疗后，基本能控制漏尿，站立位咳嗽及大笑时也不再漏尿。

给我的远期康复指导要求我继续加强呼吸训练、盆底肌及核心肌群锻炼、有氧运动及排尿控制训练，定期复查。两年过去，我没再漏尿。

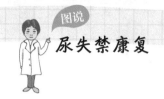

案例解析

一、男性尿失禁的临床特点

所有年龄段的男性都会患有尿失禁，20～50岁的男性尿失禁患者人数比女性明显少。尽管尿失禁在年轻的男性中很少出现，但还是可能发生的。随着年龄增加，男性尿失禁患者人数也随之增加，糖尿病和体重超重亦增加尿失禁的几率。前列腺手术是男性尿失禁最常见的原因。

与女性一样，男性膀胱功能障碍和（或）尿道括约肌功能障碍都会引起男性尿失禁，加强盆底肌训练有助于男性控尿。

二、男性尿失禁的康复治疗

众多治疗方案中，最基本的是生活方式的改变，盆底肌训练不只适用于女性，也适用于男性，加强盆底肌肉肌力，有利于支持膀胱和帮助关闭尿道。不同类型的尿失禁治疗方式不一样。

压力性尿失禁：前列腺切除术导致尿道支持结构缺失，术后早期功能训练有助于控尿。限制饮水量、控制咖啡因类饮料的摄入，给予盆底肌训练、电刺激、生物反馈及术后瘢痕粘连的预防和松解，必要时行男性尿道吊带术或人工尿道括约肌置入术。

急迫性尿失禁：调整生活方式，禁止饮用咖啡因饮料，控制体重；口服药物索利那新、托特罗定、奥昔布宁等；电针；盆底肌锻炼；盆底筋膜手法治疗；A 型肉毒毒素膀胱壁注射术、逼尿肌成形

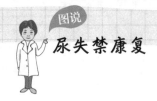
术、骶神经调节术。

充盈性尿失禁：药物治疗，对由于膀胱出口梗阻导致的充盈性尿失禁首先要解除梗阻。

混合性尿失禁：采用抗胆碱能药物等方法首先处理急迫性尿失禁，继续处理压力性尿失禁。

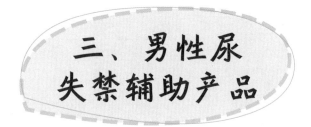

三、男性尿失禁辅助产品

轻度侧漏：男性护垫，专门为男性身材设计的护垫，置于内裤里。

中度侧漏：男性护垫或防护型内裤，为适度侧漏和反复出现的侧漏进行保护。

重度侧漏：男性防护内裤，专门有为重度尿失禁人群设计的内裤，超强吸收性。

扩张型内裤：持续 12 小时防侧漏。

护理床垫：放在床上或椅子的表面来提供额外保护的一次性护垫。

前列腺术后尿失禁

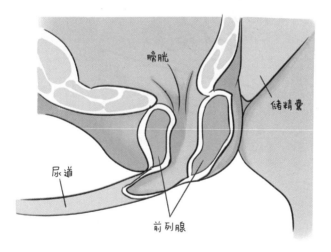

膀胱

储精囊

尿道

前列腺

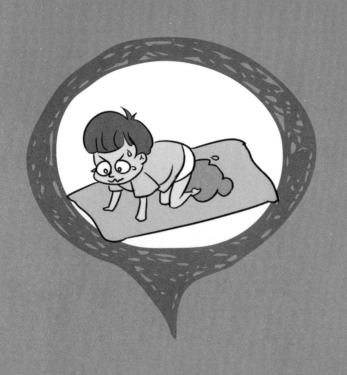

CHAPTER 10

儿童尿失禁的康复

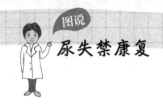

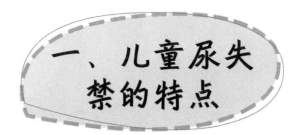

一、儿童尿失禁的特点

1. 排尿功能的发生与发展

准爸爸妈妈都知道，胎儿在没出生之前都是生活在羊水中的。可是，你们知道尿液是孕中、后期羊水的重要组成成分吗？正常情况下，受孕后 14 周，胎儿膀胱内有尿液；16 周，胎儿的肠胃功能正式建立，从这天起胎儿可以张口吞咽羊水了。20 周，胎儿就可以排尿液到羊水中了，也是从这一刻起，胎儿就要每天都喝自己尿液，一直到出生。

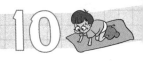

生活在羊水中的胎儿——
我是喝尿长大的

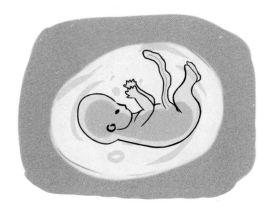

　　胎儿早期的排尿是通过膀胱平滑肌自发运动使得尿液从膀胱排出体外，不依赖神经调节支配，到孕晚期，此过程开始由脊髓脑干形成的原始反射通路参与而完成排尿。也就是说，胎儿的排尿模式是不受大脑控制的。近年的研究显示婴幼儿出生后，新生儿安静睡眠状态时很少发生排尿，却有排尿前

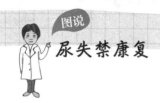

醒来或表现出觉醒征象，印证了膀胱排尿大部分是简单脊髓反射，随着发育，大脑才开始影响排尿反射。这意味着这一年龄阶段小儿排尿反射与大脑皮质的通路逐渐发展起来。

出生后新生儿 24 小时内即开始排尿，若超过 24 小时才开始排尿或第 1 周内每天排尿达 30 次以上，则视为异常。正常新生儿膀胱开始建立周期性的储排尿功能，排尿模式从胎儿期排尿模式过渡到正常婴幼儿自主排尿。婴幼儿自由排尿的特点是每次排尿量少、尿量不一、排尿中断、排尿频繁，常有残余尿，导致婴幼儿不能完全排空的原因很可能是由于存在生理上的逼尿肌 - 括约肌协同失调所致。小儿 1～2 岁时，形成意识性的膀胱充盈感；2～3 岁时，形成更加自主的排尿模式，根据需要自主排尿或抑制排尿，逐渐形成有意识控尿；3～4 岁时，形成成年人排尿模式，24 小时无尿失禁现象。排尿次数是提示膀胱容量发育的重要指标，8 岁之前，儿童膀胱容量逐渐增加，12 岁儿童每天排尿 4～6 次。

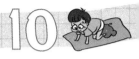

2. 小儿尿失禁的临床特点

小儿尿失禁也称为遗尿或尿床，是指膀胱失去控制导致的漏尿，目前国际儿童尿控学会规范的诊断的标准为年龄 ≥ 5 岁，遗尿频数 ≥ 1～3 次 / 月。自幼遗尿并且为持续性存在的为原发性遗尿，根据遗尿的发生进行分类，对于至少有 6 个月未尿床的儿童再次发生的遗尿被称为继发遗尿。夜间遗尿润湿，通常发生在睡眠中，也被称为夜间尿失禁；白天清醒时遗尿润湿，也称白天尿失禁。

小儿尿失禁很普遍，夜间遗尿比白天漏尿更常见，儿童尿失禁发病率随年龄的增长而降低。4 岁儿童发病率约 30%，7 岁儿童发病率约 10%，12 岁发病率约 3%，18 岁青少年发病率约 1%。在 5 岁时，98% 的儿童在白天能控制排尿，但夜间发病率会较高。很多孩子会有偶尔的尿失禁，对于大多数很难控制排尿的孩子，治疗是有效的。因此，若发现孩子尿床或白天偶尔尿失禁的情况时应该理解并有耐心。

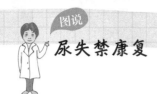
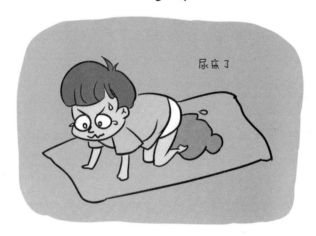

我又尿床了

尿床了

3. 小儿尿失禁病因

目前儿童发生遗尿的病因仍不完全清楚，多数认为是因为排尿控制中枢的发育延迟，而且许多遗尿患儿随年龄的增加而痊愈。其发病往往是多个因素作用的结果，尿失禁的病因可能与以下几个因素相关：

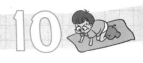

身体发育因素：5～10 岁孩子尿床的原因可能是脑、脊髓或神经控尿通路发育落后和膀胱容量小导致漏尿。临床体检可以发现发育轻度落后体征。这种情况可以随着儿童生长发育得到改善，部分尿失禁儿童可完全恢复正常。

晚上生产过剩的尿液：抗利尿激素能自然减慢产生尿液。夜间由于身体不能产生足够的抗利尿激素，则会使尿液过多，导致夜间尿失禁。

器官结构性问题：少量患儿的尿失禁是由尿路的生理问题引起，如膀胱或尿道阻塞会导致真性尿失禁。神经损伤与脊柱裂也会导致尿失禁，表现为持续的漏尿。

注意缺陷多动障碍：多动症儿童的夜间尿失禁比没有多动症儿童多 3 倍，但其确切的机制尚不明确。某些专家推测，多动症儿童夜间尿失禁与其中枢神经系统的发育延迟有关。

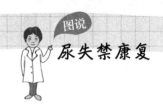

阻塞性睡眠呼吸暂停：阻塞性睡眠呼吸暂停综合征的症状包括打鼾、张口呼吸、频繁的耳朵和鼻窦感染、喉咙痛、窒息和白天嗜睡等，夜间尿失禁可能是阻塞性睡眠呼吸暂停综合征的迹象。

精神因素：尿失禁本身是一个焦虑诱发事件，2～4岁儿童膀胱整体控制功能尚不完善，遇到焦虑的事件易导致原发性遗尿。导致儿童焦虑的事件包括身体或性虐待、陌生的社交场合（如转学）和突发性家庭事件如兄弟姐妹的出生、死亡或父母离婚。过强的膀胱收缩既可导致白天漏尿，也会导致夜间尿失禁。

睡眠觉醒功能障碍：睡眠觉醒功能发育迟缓、睡眠过深，不能接受来自膀胱的尿意而觉醒，发生骶部神经反射性排尿。

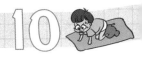

排尿习惯训练不当：没有给儿童进行及时的排尿训练，如儿童使用一次性纸尿裤的时间过长，没有半夜叫患儿撒尿的习惯，以至于不能让患儿养成自己控制排尿的习惯，这样患儿就不容易形成膀胱充盈后起床排尿的条件反射。

遗传学：已发现某些基因与尿失禁相关，如果孩子一方父母有夜间尿失禁，孩子有30%的机会发生夜间尿失禁。如果父母双方有夜间尿失禁，有70%儿童会发生夜间尿床。

环境因素：包括突然换新环境，温度变化如寒冷、游泳，患儿入睡前饮水过多等都会造成患儿尿床。

其他健康问题也可引起儿童尿失禁，如尿路感染、糖尿病、肾脏问题、神经问题、便秘等，大多数时候，尿失禁往往是多个因素作用的结果。

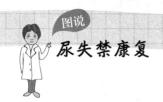

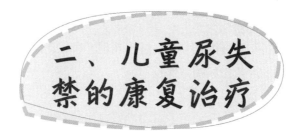

二、儿童尿失
禁的康复治疗

儿童尿失禁治疗包括行为疗法、药物治疗和物理治疗。

1. 调整饮食

饮食和营养与儿童尿失禁没有直接关系，保证孩子白天喝足够的液体，睡前限制水分摄入，以减少夜里膀胱的储尿量。鼓励日间定时排尿，每隔2~3小时候排尿1次，避免因尿急而出现尿失禁，睡前排空膀胱等均有利于遗尿的控制。

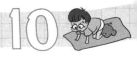

2. 建立合理的生活秩序

应该使孩子的生活、饮食起居有规律。应避免孩子过度疲劳及精神紧张。最好能坚持睡午觉，以免夜间睡得太熟，不易被大人唤醒起床小便。睡前不宜过分兴奋，临上床前把小便排干净，及时更换尿湿的被褥衣裤。

3. 唤醒训练

目的是使患儿形成"声音刺激 - 尿意 - 觉醒 - 排尿"的条件反射，促进患儿夜间排尿控制能力的学习。另外，唤醒训练还可以通过增加膀胱最大储尿量治疗遗尿症。

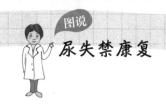

4. 药物治疗

夜间尿失禁可能通过增加抗利尿激素水平进行治疗。去氨加压素是一种人工合成的抗利尿激素，有片剂、喷雾剂和滴鼻剂，睡前口服 0.2～0.4 毫克，适用于夜间多尿型。抗胆碱能药物包括奥昔布宁、托特罗定、丙派维林等，具有松弛膀胱平滑肌作用，能够治疗因逼尿肌过度活跃以及膀胱容量不足而造成的日间尿失禁和夜间遗尿。如奥昔布宁，别名尿多灵，入睡前口服 2.5～5 毫克，能降低膀胱内压，增加膀胱容量，减少不自主性的膀胱收缩，适用于昼夜尿频型。丙咪嗪及其他三环类抗抑郁药对遗尿症治疗有效，但存在停药复发现象及多种严重副反应，临床仅用于治疗药物抵抗的病例。

5. 物理治疗

会阴部电刺激、生物反馈、神经肌肉促通技术及针灸等有助于儿童控尿。

当儿童逐渐成长，随着膀胱的容量增加、身体自然的警报系统激活、膀胱过度活跃平息、抗利尿激素的分泌变得正常以及对排尿时间的信号反应提升，尿失禁会逐步消失。尽管大多数儿童尿失禁可以自愈，但对严重尿失禁的患儿及时治疗还是非常必要的。

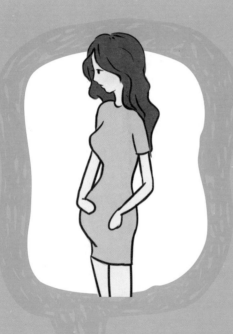

CHAPTER **11**

神经源性膀胱

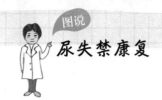
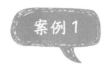

案例 1 直肠癌术后尿失禁患者的康复

赵某，男，62 岁，湖南湘潭人。

患者自述：2016 年 3 月我因便血到医院诊断为直肠癌，在胃肠外科住院，准备保肛手术治疗。手术后第二天康复团队给我做了详细的心肺功能、运动能力评估并制定康复方案，包括有氧训练、呼吸训练、咳嗽排痰训练以及盆底肌收缩训练等。尽管咳嗽、翻身等动作平时做起来很轻松，但术后却十分困难。经过康复医技团队专业指导后，我才真正领会怎么科学地去完成这些习以为常的动作，他们的指导让我充满信心和动力。经过医生的鼓励和治疗，我逐渐可以下床站立、行走，进食流汁，也慢慢学会盆底肌收缩。术后恢复非常顺利，感觉自己不像癌症患者，很快出院了。但让我非常担忧的是尿粪有失禁症状，阴茎也不能勃起，觉得自己是废人一个。康复医师再次对我进行详细的评估，帮助我分析目前的状态是手术损伤所致，但问题并不严重，可以恢复，并鼓励我继续坚持康复治疗。康复治疗以电针、盆底肌收缩训练和生物反馈治疗为主，辅以饮食调整和有氧运动。经过医生的耐心治疗，我逐渐从手术的创伤中走出来，体质基本恢复正常，尿失禁逐渐控制，我细心体会肛门收缩的感觉，粪失禁的情况也越来越少。术后1月余，粪失禁消失。术后3个月，我又恢复了控尿及性功能。直肠癌并不可怕，是医生精湛的手术和全面系统的康复让我恢复了以前的健康。

患者感悟：康复治疗是非常重要的，不管是术前指导还是术后康复。康复不仅让手术更顺利，也可促进术后快速恢复。

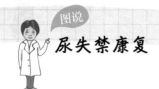

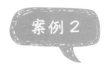

案例2　　前列腺癌术后尿失禁患者求医的心路历程

聂××，辽宁人，62岁，2014年3月到医院泌尿外科确诊为前列腺癌，2014年4月8日在腹腔镜下行前列腺癌根治术。

患者自述：前列腺癌根治术后回家半个月的我去医院复诊，紧张又期待。可是，现实是那么的残酷，拔除导尿管后，发现小便不受控制，没有任何感觉，我稍稍动一下，尿就流出来了。当时，我没有做任何准备，裤子都湿了，心情极度低落。到底是怎么回事呢，我该怎么办？医生告诉我这是前列腺癌根治术后的常见并发症，建议去康复医学科进行康复治疗。于是，我便来到了康复医学科咨询。

起初，我有点不理解，为什么去康复医学科，难道就是去做些理疗么？理疗有效吗？康复医学科的医生们对我进行了评估检查，告诉我，这主要是因为尿道括约肌受到了损伤而引起的。根据我的状况，医生建议我至少来医院坚持做系统的康复治疗，针灸30分钟/天，运动康复40分钟/天，盆底康复30分钟/天，一个疗程10天，每个疗程之间休息7天。心理挣扎了很久，到底是做康复治疗还是不做？那个时候将近五月份，长沙的天气渐渐炎热起来，只需要穿一条裤子，一漏尿裤子就湿了，很容易看出来，使用尿垫的话，肯定会热得受不了，我接受不了这种生活，无奈决定接受康复医学科医生的治疗方案，选择做康复治疗。

盆底康复，就是用一个电极插入直肠，治疗师让我边看电脑屏幕边听口令，听到语音提示用力时就把肛门往上提，如果用力收缩了，屏幕会显示出一个笑脸，随之会有电流刺激麻麻的感觉，每刺激8秒，休息6～10秒，重复做30分钟。第一次插电极的时候，还有点不适应，有点不好意思，但是每次治疗师都很细心，理解我的感受，第二次我就适应了。每次运动训练，治疗师都会给我设计些适合我且感兴趣的动作，既提高了我的积极性，也提高了疗效。运动训练

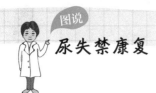

主要是训练盆底肌，有助于控制小便，年龄大了，有些动作不如年轻人那么麻利，但是治疗师从不抱怨，非常耐心地手把手地教我。而且，在运动训练时，漏尿会明显增加，虽然用了尿垫，但还是会频繁上厕所换尿垫，治疗师们都很理解，采用手法轻柔松解尿道周围瘢痕，让我很是感动。

每天在医院的治疗大概一个半小时，除了这些外，治疗师还给我布置了回家的任务，就是每天在医院的运动训练回家要坚持做，同时要写排尿日记，从早上第一次排尿开始，记录每次的排尿量、液体摄入量（喝了多少水、牛奶等）、漏尿的次数与程度（一天用几块尿垫，每次尿垫湿的程度如何）、尿急感等，并且嘱咐我要养成好的饮食和排尿习惯，均衡营养，作息规律。坚持了三天，感觉自己排尿还是控制不住，没什么变化，我向治疗师诉苦，他耐心地安慰我，告诉我一定要坚持，坚持下去一定会看到进步的，否则会前功尽弃。最后，我接受了医生的建议，坚持下来，因为我对自己的生活质量要求还是蛮高的，我希望能更好。

就这样，我第一个疗程结束了，医生对我进行了再次评估，前后对比自己的排尿日记，漏尿的次数确实少了，每次的漏尿量也减少了，也不像之前，稍用力动一下就会漏尿，一切往好的方向发展，我重拾希望。在家休息几天，开始第二个疗程的治疗，后面的治疗，我都积极主动参与，就这样，我一共做了三个疗程，前后差不多三个月。我的小便基本得到控制，从之前每天至少需要五、六块尿垫，到现在最多用一块尿垫。治疗结束后，在家每天坚持做运动训练，定时定量喝水，作息规律，营养均衡。过了差不多一个月，治疗师打电话回访时，我已经不需要用尿垫了。

我很感激医生治好了我的癌症，也很感谢康复医学科的医生和治疗师恢复我的正常排尿功能。是他们让我重新对生活充满了希望，是他们让我知道癌症并不可怕，术后尿失禁也不是问题，只要积极乐观，坚持到底，定能战胜病魔，恢复功能，重拾自尊，回归品质生活！

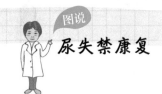

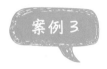

案例3　宫颈癌术后尿失禁患者的康复

唐××，52岁，2015年因患宫颈癌做了广泛性子宫全切术。

患者自述：手术是很顺利的，但术后却出现了新的问题，即排尿困难，让我苦不堪言。记得第二次住院是术后过来做化疗和试拔尿管，身体较虚弱，当第二次试行拔除尿管后仍难尿出来，每次都需要使尽全身力气才能挤出少许尿液，只能回家等待慢慢自行恢复。回到家的前几天还是慢慢能排出小便，可是一个星期后，又出现新的问题，我发现只要很想上厕所的时候，肚子一涨，马上就会有尿液不由自主流出来。之后情况越发严重，尤以晚上为甚，一个晚上要起来上好几次厕所，本来身体还处于恢复阶段，尿频严重地影响我的睡眠使我身体更加虚弱，简直觉得生活都要过不下去了，整天昏天暗地的。开始我总觉得尿频、漏尿是拔除插尿管的原因，会自然恢复。半个月过去了，漏尿没有任何缓解。有一次我蹲着洗菜，一只小虫子飞过来，我鼻头一痒，咳嗽一声，整个裤裆都湿了。此后陆续发生过好几次这样的情况，只要稍微走快了些就会漏尿出来，十分尴尬，有时候都真想找个地方钻进去。出门只能垫着卫生巾，这样的情况伴随我将近三个月时间。

我最终决定再到医院妇科复查，妇科的医生告诉我可能是术后并发症，转诊到康复科。康复科医生给我做了尿流动力学检查，告诉我根治性子宫全切除术会影响盆底的支持结构，若术前就有盆底功能障碍术后会更加凸显。手术也会损伤控尿的神经，导致术后排尿困难和尿失禁，是妇科大手术后常见的并发症。医生给我拟定了系统的康复方案，包括手法松解盆底筋膜、药物治疗及康复训练。

我遵从医生的嘱咐，及时治疗、服药，坚持每天在家练习呼吸训练及盆底肌训练，每日150～200次，每次收缩间隔时间都超过3秒钟。并且配合阴道哑铃的训练，从最轻的哑铃开始训练，放在

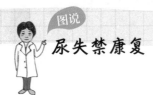

阴道口的位置，从静止到动态训练。我记忆最深的是刚开始做的时候我不会收缩，到做到第 4 次的时候我的肌力明显增加，哑铃也可以练习到第 2 个，并且不会掉出来了，在两个星期内我的漏尿情况显著改善，漏尿的次数变少，盆底的肌肉力量也比之前有力。最主要的是解决了我频繁上厕所的情况，现在晚上也能安安心心睡到天亮。随着身体慢慢恢复，补充营养，继续坚持有规律的锻炼和运动。一个疗程的治疗后再做评估，检查结果显示明显的改善。回想起当时出现尿失禁时崩溃的心情，我从心底感激医院的白衣天使，是她们高超专业的医术帮助我重新回归了社会和家庭。

总结一下我痊愈的经验，有如下几点：治疗一定要及时；谨遵医生的嘱咐；保持良好的心态，积极面对病情；加强身体锻炼，按时服用药物；适当补充营养，饮食、作息时间规律。我想，能找到正确治疗方法的我是幸运的，能够积极配合治疗的我是明智的，上天对我是眷顾的，希望与我有类似症状的患者也能够找到正确的方法并早日康复。

一、神经源性膀胱概述

1. 神经源性膀胱的定义

与其他类型的尿失禁比较，神经系统疾病或损伤导致的尿失禁更复杂，常与（或）尿潴留并存，临床命名多样，但以神经源性膀胱多见。储尿和排尿均是在中枢神经（脑与脊髓）和周围神经（交感、副交感和躯体神经）的协调之下完成，任何神经损伤引发的膀胱尿道功能障碍，均称为神经源性膀胱。其特点：

发病率高，因控制储尿和排尿的脑、脊髓及周围神经病变均可导致神经源性膀胱尿道。根统计，脑卒中后急性期尿失禁发生率为 40%，脑卒中后 3 个月为 19%，12 个月后为 15%。

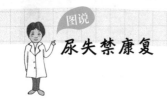

神经源性膀胱的临床症状复杂，在原发疾病的不同阶段，临床表现不一。可以为尿潴留或尿失禁，其严重程度并不总是与神经系统病变的严重程度和部位相一致。

尿动力学检查可作为神经源性膀胱的分类基础。其中影像尿动力学检查可以同时评估膀胱和尿道的形态和结构，对复杂疑难下尿路的诊断和治疗具有极高的临床价值。

2. 神经源性膀胱的病因

脊髓病变

各种原因所致的脊髓病变导致神经传导受阻，脊髓不能将膀胱储尿的感觉上传，也不能将脑部对排尿的指令下传，使排尿失去控制。

脊髓损伤与尿失禁

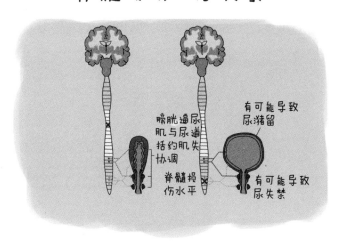

脑部疾患

脑与脊髓损伤导致的排尿障碍是相似的，如新生儿的排尿活动，能完成基本的排尿反射，却无法受到意识控制而进行随意排尿和憋尿。

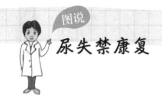

尿失禁康复

脑卒中：是神经系统的常见病、多发病，脑卒中后早期 50% ~ 70% 患者并发尿失禁，15% ~ 30% 的患者晚期并发尿失禁。

颅脑外伤：与脑卒中类似，因外伤破坏脑正常的排尿机制，导致尿失禁或尿潴留。

帕金森病：是一种慢性进行性中枢神经功能失常。25% ~ 75% 的患者有膀胱功能异常，主要表现为排尿起始困难、尿急或急迫性尿失禁。

多发性硬化症：为慢性进行性中枢神经疾病，早期大约 5% 的患者可有膀胱功能异常，晚期则可达 90%。表现为尿频、尿急、急迫性尿失禁，偶尔发生尿潴留。

老年性痴呆：多为急迫性尿失禁及失去意识控制性排尿，其发生机制主要是大脑皮质对脊髓逼尿肌中枢失去了控制。

颅脑损伤

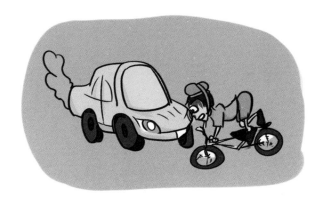

周围神经病变

糖尿病：长期糖尿病患者由于糖代谢紊乱引起神经及肌肉改变，导致膀胱尿道功能失调，发病率高达 43% ~ 87%。

盆腔脏器切除术后：如直肠癌根治术、子宫癌根治术等，术后排尿异常发生率高达 7.7% ~ 68%。

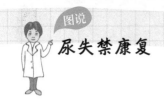

感染性疾病：神经系统的感染性疾病。

周围神经损伤与尿失禁

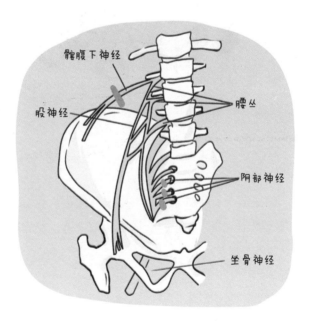

3. 神经源性膀胱的临床症状

复杂多样，包括以下几方面：

排尿异常

包括无尿意、尿潴留、尿失禁或其他下尿路症状等。

常见的排尿障碍类型

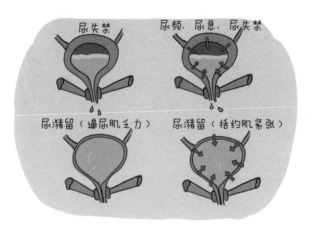

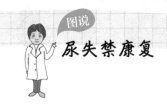
尿路外症状

包括排便功能障碍、性功能障碍、下肢及足部畸形、皮肤异常及皮肤感觉功能异常等。

尿路并发症

反复尿路感染、继发于输尿管反流及梗阻引起的肾积水及尿路结石。

4. 神经源性膀胱的诊断

神经源性膀胱诊断主要包括三大方面：神经系统病变的诊断，如病变的性质、部位、程度、范围等。膀胱尿道功能障碍的诊断，如功能障碍的类型、程度、上尿路状况、泌尿系统并发症等。其他相关系统、器官功能障碍的诊断。

具体诊断方法

病史采集：必须进行详细的病史采集，注意泌尿系统、肠道、神经系统及性功能的既往史及现病史，特别注意疼痛、感染、血尿、发热等症状。

体格检查：考虑患者是否有身体缺陷，详细进行神经系统检查，尤其是阴部／鞍区的感觉及反射。详细检查肛门直肠的感觉与收缩功能，以及盆底功能。

辅助检查：尿常规、肾功能、尿细菌学检查、泌尿系统超声与拍片、膀胱尿道造影检查，下尿路及盆底电生理检查，上尿路磁共振尿路造影或CT扫描三维重建成像。

其他：排尿日记，尿流率、残余尿等非侵入性检查必须安排在侵入性检查之前。影像尿动力学检查：影像尿动力学检查是诊断评估神经源性膀胱尿路功能的金标准。

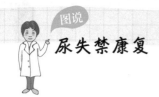
5. 神经源性膀胱尿道功能障碍的治疗

神经源性膀胱的基本治疗原则

同时考虑原发疾病和膀胱尿道两方面，首先应针对原发病进行治疗，同时采取措施有效保护上尿路功能，提高生活质量，大部分排尿障碍会随着原发病的好转而逐渐缓解。在不影响急性期治疗的同时，治疗策略遵循从无创到有创的循序渐进原则，结合患者综合情况，制订个体化方案。确保逼尿肌压力在储尿期保持低压水平，排尿期保持在安全范围之内。

非手术治疗

非手术治疗是神经源性膀胱的基本方法，并贯穿于治疗的不同阶段，不同类型神经源性膀胱适合不同的保守疗法。

导尿：导尿是最基本最简单的早期治疗方法之

一，根据需要选择连续导尿、间歇导尿、间歇开放导尿等。

药物治疗：专科医生常会根据病情选择增强膀胱收缩或降低排尿阻力的药物来提高排尿能力。

神经电刺激治疗和生物反馈：包括盆底肌电刺激、膀胱逼尿肌电刺激、骶神经根电刺激、盆神经电刺激，生物反馈疗法，生物反馈电刺激。

行为治疗：储尿和排尿功能不仅受下尿路解剖生理及神经支配的控制，心理和行为因素也发挥着十分重要的作用。主要有盆底肌训练法、膀胱训练、扳机点排尿、手法排尿和针灸疗法。

日常生活注意事项：平时穿着容易穿戴的衣服，如有弹性腰带或尼龙搭扣裤子。随身携带护垫，特别是在坐车或飞机等去洗手间困难的情况下，还可以准备一个装衣服、内衣、护垫、纸巾、导管等的大手提袋或背包，这样可以让患者出门更有信心。

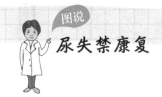

手术治疗

目的在于保护和改善肾脏功能，尽可能恢复排尿功能，即做到储尿与排尿之间的平衡。目前常用手术方式有以下几类：降低膀胱出口阻力的手术，如神经根切断术、经尿道外括约肌（膀胱颈部）切开术等。增加膀胱出口阻力的手术，如膀胱颈悬吊术、特氟隆（Teflon）等生物材料注射手术、人工括约肌装置等。增加膀胱容量的手术，如自体或胃（肠）膀胱扩大成形术。增加膀胱逼尿肌收缩能力的手术，如电刺激治疗、单层肠浆肌层膀胱加强术等。其他如尿流改道以及并发症的治疗。骶神经电刺激术，又称膀胱起搏器，是治疗膀胱排尿功能障碍的一种微创、可逆的新型疗法。

6. 对神经源性膀胱并发症的治疗

尿路感染

尿路感染是神经源性膀胱最常见的并发症，主要由于残余尿过多或留置导尿管造成。降低膀胱压、排空膀胱、纠正不正确的排尿方式、去除泌尿系结石等措施应贯穿于泌尿系感染治疗与预防的整个过程。在开始经验性治疗感染前需进行尿培养，根据药敏试验选择性使用抗生素。大部分无症状性菌尿患者无须抗生素治疗。间歇性清洁导尿也可明显降低尿路感染率。

尿路结石

多见于膀胱结石，尤其在留置导尿的患者。一般根据结石情况对症处理。

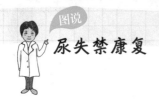

膀胱输尿管反流

治疗的基本原则是保持膀胱排空和降低膀胱内压，如上述方法不能使反流消失，应考虑进行抗反流手术。

上尿路积水

主要是由于膀胱残余尿量增加，膀胱内压升高，导致膀胱输尿管反流。治疗上尿路积水的关键在于早期处理，通过导尿术等方法减少残余尿，降低膀胱内压力。

7. 神经源性膀胱的预后

神经源性膀胱症状复杂，急性期、恢复期及后遗症期症状不一，治疗方法和原则也不一样，且难以完全康复，有合并尿路感染及肾功能损害的风险，需要做好长期管理和终身随访。目前神经源性膀胱非手术治疗的疗效尚不理想，但手术治疗具有创伤性、存在长期或短期的并发症。因此临床上亟需寻找没有破坏性、能让患者恢复或接近生理排尿的安全有效的新治疗技术。

二、脊髓损伤后尿失禁的康复治疗

案例 丽丽，九岁女孩，活泼可爱。

2015 年 7 月 13 日傍晚，平时一向健康的丽丽像往常一样与同村的小伙伴玩耍。突然几个小孩焦急地跑到丽丽家说丽丽肚子痛，倒在地上了。丽丽父母匆匆赶去，发现丽丽平躺在地上，面色苍白，双腿发软无力，紧急送县医院就诊，医生怀疑肠

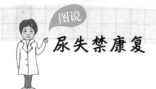
炎，治疗一晚上病情无好转，第二天随转省级儿童医院。

完善检查，确诊为急性脊髓炎，胸 10 平面不完全性瘫痪。丽丽的病让父母惶恐不安、焦急万分，只希望丽丽平安无事，他们全力配合，经过一个多月大剂量激素冲击治疗、免疫球蛋白注射治疗、血浆置换、高压氧、抗生素治疗等等，丽丽病情平稳，双下肢能动，但还不能行走，大便失禁和尿失禁，转康复医学科进行继续治疗。

康复医学科医生做完康复评估，制定了详细的诊疗方案。自发病以来，活泼的丽丽变得越来越缄默。丽丽一直都留置导尿管，期间拔管后漏尿不受控制重新插尿管，医生建议进行膀胱训练及清洁间歇导尿。令人欣慰的是，丽丽非常配合治疗。医生交代要定时排尿，可以锻炼膀胱逼尿肌节律性收缩，并且预防长期留置导尿管导致的尿路感染、膀胱功能失用、肾积水等情况，也叮嘱家长记录好丽丽每天的液体摄入量和排尿量，写好排尿日记。除了下肢运动康复、步态训练、膀胱训练，生物反馈、盆底肌训练、电针等都是丽丽每天的必修课，康复训练虽然辛苦，慢慢渐显疗效，丽丽每天的残余尿量逐步减少，由最初的每天导尿4～5次至现在每天1～2次，丽丽也学会给自己清洁导尿。一些运动障碍正在慢慢恢复。医生根据丽丽的情况制定了更多的训练方法，包括肌力训练、姿势训练、平衡训练、转移训练、轮椅训练等等。从最初一路抱来医院，到现在自主操作轮椅，并在治疗区里自由移动，丽丽尿失禁的病情得到了控制。

丽丽父母感悟：我们从当初的心灰意冷，到现在信心满怀，少不了医护工作者们的陪同和鼓励。康复的过程虽然漫长，但只要坚持，就总会有办法。

脊髓损伤是指由于外界因素引起的脊髓结构及功能的损害，导致损伤平面以下感觉、运动以及自主神经功能障碍。脊髓损伤后常出现神经源性膀胱，表现为尿潴留或尿失禁。

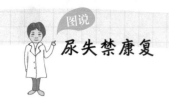

1. 脊髓损伤后尿失禁的临床特点

脊髓损伤后常出现神经源性膀胱，表现为尿潴留或（和）尿失禁。

2. 脊髓损伤后尿失禁的康复治疗

目前国际尿控协会将中枢神经损伤后膀胱功能障碍的治疗分为三线治疗：一线治疗为药物和行为疗法；二线治疗为膀胱内注射肉毒毒素；三线治疗为手术治疗。我国目前对于一线治疗尚无统一方案，但总的治疗原则包括：控制／消除尿路感染；使膀胱恢复适当的排空能力；使膀胱恢复适当的控尿能力；尽量避免使用留置导尿管。治疗的最终目标是实现低压储尿和排尿、恢复排尿、改善排尿控制，从而减少和防止尿路感染、降低肾衰竭的发生率。

行为疗法

作为国际尿控协会推荐的一线治疗，几乎可运用于所有膀胱功能障碍的患者，是一种无创的、采用正负强化的奖惩方式进行的训练。需要医护人员对患者进行基本的健康教育、相关训练指导、督查其完成训练的情况，并且需要家人的鼓励和帮助来增强患者的依从性。

药物治疗

临床上较为常用的为抗胆碱能药，主要作用机制为松弛过度活跃的膀胱逼尿肌。使用氯贝胆碱可改善逼尿肌的收缩力。使用 α 受体阻滞剂可解决尿道或膀胱阻力较高的问题。向尿道注射硬化剂，如泰弗隆（多聚四氟乙烯），也可改善尿道阻力。膀胱镜下膀胱壁内肉毒毒素注射放松逼尿肌。

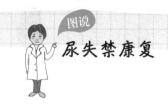

图说

尿失禁康复

膀胱训练

几种常用膀胱功能训练方法如下：

耻骨上区轻叩法：用手指有节奏地叩击膀胱区10～20次，然后使患者身体前倾，快速呼吸3～4次以延长屏气增加腹压的时间；再做1次深呼吸，然后屏住气，用力做排尿动作，重复以上动作3～5次，直到没有尿液排出为止。适用于逼尿肌无力尿潴留型。

Valsalva屏气法：患者坐位，身体前倾放松腹部，屏气呼吸增加腹压，并用力作排便动作帮助尿液排出。可同时抱住膝部或大腿，以防止腹部膨出而使腹压下降。适用于逼尿肌无反射而尿道括约肌无痉挛的患者。

手压法：双手拇指置于髂嵴部，其余各指在耻骨上用力挤压下腹部，也可凹握拳挤压，将膀胱内尿液压出。此法适用于逼尿肌收缩无力、低压性膀胱。

盆底肌肉训练：对于不完全性脊髓损伤，可进行盆底肌的收缩与放松训练。

积极的康复治疗能维持或保护正常肾功能，免于尿路感染，免于长期留置导尿管及尽可能维持控尿，降低脊髓损伤后因尿路感染所造成的死亡率，并且提供好的生活品质。

电针治疗

越来越多的研究结果证实，电针治疗促进神经源膀胱功能恢复。

手术治疗

非手术治疗无效的患者可考虑外科手术治疗。

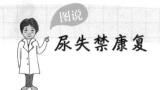

三、脑卒中后尿失禁的康复治疗

一位脑卒中后尿失禁老人的康复历程

杨××，女性，70岁，因"脑出血后右侧肢体活动不利、小便失禁"入院。

患者自述：2015年10月9日是我噩梦的开始，在小区散步时突然晕倒在地上，20分钟后急送到医院，被诊断为"左基底节区脑出血"，出血量达50毫升，医生很快就安排了"双额钻孔以及双额脑室外引流术"。当我再次醒来，已经躺在了医院的重症监护病房，护士告诉我已经过去两天了，醒来的那一刻，我以为会有奇迹发生，结果现实就是那样残酷，我的右侧肢体不能活动，而且感到下体疼痛，下意识地用左手去扯了一下，扯出尿管，医生不得不再次给我插导尿管。命虽然保住了，但病床上的生活却无比痛苦，我除了大脑清醒外，右边肢体是麻木的，手脚毫无知觉，不能动弹。经过积极的康复治疗，右侧肢体渐渐有了知觉，恢复得比较好，但小便失禁的问题依然得不到解决，内心非常烦躁，我就这样一天天苦熬着，肉体上的痛苦加上精神上的摧残，生不如死。

在我最绝望的时候，康复科的医生来到了我的身边，询问我的病情，并进行了细致的检查，说这是由于脑出血导致的膀胱或尿道功能失常，如果采取正确的康复治疗是可以恢复控尿的，让我重新燃起了生的希望。为了改善我小便失禁的情况，达到生活自理，医生特根据我的年龄和病情制定了一套康复方案进行治疗：①盆底肌锻炼：让我在不收缩腿部、臀部及腹部肌肉的情况下，通过有意识地对以肛提肌为主的盆底肌肉进行自主收缩以加强控尿能力，从而改善尿失禁。②膀胱训练：包括延迟排尿和定时排尿，是训练膀胱充盈及排空的方法。建

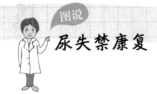

议我每天填写排尿日记，并且参照排尿日记预设间隔时间，制订饮水及排尿计划，接受饮食及药物指导（避免摄入浓茶、咖啡、乙醇、辛辣性食物及利尿药物）。③针灸治疗：主要通过选用常见穴位如曲骨、中极、水道、气海、关元、三阴交、次髎、会阳等穴位进行治疗。④眼球训练等训练方法。

通过一个月的康复治疗，我可以自行行走，小便也基本恢复正常，没有尿频、尿急及漏尿，每晚只需上一次厕所，我终于重新实现了生活自理，老伴的脸上也出现了笑容，心情自然好起来。回想起病后我一度对生活失去信心，一度以为我的余生将在那种难以言说的痛苦中度过，想不到竟然能在这么短的时间内康复出院。其实我和老伴心里都明白，如果不是各位康复科医生的指导和及时治疗，不是白衣天使们的耐心和爱心、鼓励和辛劳，我可能真的早就撑不住了，是他们给了我信心和力量，为我延续了生命。现在我灰暗的天空重新明亮起来，真诚对白衣天使表示感恩、感谢！

脑卒中就是中风，大家都听说过的病，发病率、死亡率和致残率均较高。脑卒中后出现膀胱的储存和排空障碍考虑为神经源性膀胱，多表现为尿失禁。尿失禁是脑卒中后常见的并发症之一，脑卒中后的尿失禁患者亦容易出现尿路感染、压疮和肾积水等并发症，严重影响患者预后及生存率。约超过 50% 的脑卒中患者有尿失禁，1/3 的脑卒中患者有粪失禁。

1. 临床特点

脑卒中可发生在脑组织的任何部位，发生在大脑皮层内侧中央旁小叶可能影响高级排尿中枢，发生在额叶可能影响逼尿肌功能（逼尿肌高级中枢位于额上回、前扣带回和胼胝体膝），发生在中央前回和中央后上回可能影响尿道括约肌（尿道外括约肌的高级运动中枢），而小脑卒中可能出现逼尿肌无反射。此外，腔隙状态也可能导致尿失禁等。高龄（> 75 岁）、运动功能差、病变范围广、糖尿病、高血压、其他致残性疾病以及最初日常活动能

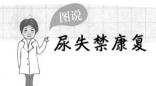

力指数和脑卒中后斯堪的纳维亚卒中量表评分低是尿失禁的显著危险因素。

2. 诊断

诊断脑卒中后神经源性膀胱包括三点：脑卒中诊断的确立；存在下尿路功能障碍；两者存在时间相关性并用其他病因无法解释。

由于脑卒中后神经源性膀胱病因复杂，诊断时需排除以下因素：

既往疾病导致下尿路症状。

与年龄相关的非神经性因素，随年龄增长往往出现膀胱逼尿肌老化，导致膀胱功能下降，膀胱过度活动，残余尿增加。

与性别相关的非神经性因素，老年男性好发前列腺肥大致使膀胱流出道梗阻。老年妇女因绝经、多产和不良分娩导致盆底功能障碍出现压力性尿失禁。

药物副作用，例如三环类抗抑郁药、抗胆碱能药和利尿药的使用；脑卒中后输液量大，导致体液负荷加重，严重者可出现尿失禁。

脑卒中后肢体、认知和语言功能障碍，限制了患者使用厕所及便器等日常生活能力、高级认知功能损害以及交流障碍影响基本诉求，但是随着脑卒中后其他功能恢复和康复治疗，尿失禁会得到改善。

精神心理因素。

3. 康复治疗

早发现、早诊断及早治疗神经源性膀胱，对改善脑卒中的预后尤为重要，治疗总原则应考虑脑卒中和膀胱管理两方面，在治疗脑卒中的同时，积极治疗排尿障碍，大部分尿失禁会随着脑卒中的好转而逐渐缓解。

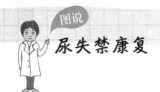

保守治疗是神经源性膀胱治疗的初期方法，不同类型神经源性膀胱适合不同的保守疗法。

自身行为训练和健康教育。

加强神经调控和大脑整合训练，恢复控尿。

任何辅助膀胱排空的方法或手法辅助排尿都必须谨慎，必须在尿动力学检查允许前提下实行并定时随访。

盆底肌肉锻炼，盆底生物反馈可结合其他盆底锻炼方法，指导训练盆底肌，可加强盆底肌张力和控制能力。

间歇导尿是膀胱训练的一种重要方式，膀胱间歇性充盈与排空，有助于膀胱反射的恢复。

肢体康复，肢体功能的改善有利于姿势转换能力的提高，对预防和改善排尿障碍具有意义。

针灸对脑卒中后尿失禁恢复有帮助。

四、颅脑外伤后尿失禁的康复治疗

 一位脑外伤后尿失禁患者的康复历程

程某某，今年 42 岁，湖南省长沙人，2015 年 6 月在下班回家的路上不幸发生车祸。

患者自述：当时我完全失去意识，被 120 送往了医院急诊，被诊断为重度颅脑外伤，急诊行"开颅探查＋硬膜外血肿清除＋脑内血肿清除"手术，手术将近做了 6 个多小时，万幸的是手术非常成功。我慢慢恢复意识，病情平稳后从监护室转入普通病房继续治疗，我的情况越来越好，生活基本自理，烦人的是导尿管拔掉之后，没有尿意，小便也不能控制，还有尿急、尿频，一天要换几条尿裤，

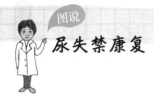

尿失禁康复

感觉特艦尬。经尿动力学检查，诊断为"神经源性膀胱"，一听医生这么说，我心想以后每天都要用尿不湿，对未来完全失去信心，甚至不愿意说话。我非常憎恨造成这次车祸的那个司机，认为他毁了我的一生，生不如死，有时甚至自己也看不起自己现在的样子，内心里最大的愿望就是希望自己能回到以前正常的生活。

就在这个时候，我的主管医生请了康复科的医生过来会诊，检查后认为是外伤导致大脑中枢神经损伤，大脑失去了对排尿的控制，从而尿失禁，建议我做康复治疗。当时我心想反正都这样了，不如死马当做活马医，就开始了康复治疗，并每天记录排尿日记和间歇性导尿。将探头置入直肠，利用电流刺激我的盆底肌肉组织，医生让我有意识地控制盆底肌肉收缩，开始我觉得没有反应，不知道自己在做什么。在医生的鼓励和指导下，渐渐地我能感受到盆底肌肉的收缩了，也有了小便胀满的感觉，并学会如何控制排尿，争取每次完全排空膀胱，平时没事我也经常自己练习。

经过一个月的康复治疗，我能够自己解小便，偶尔有那种尿频、尿急的感觉，但能延迟排尿，不再漏尿，感觉真爽。医生建议我出院，自行在家锻炼。出院时我感到无比快乐和开心，重新又活了一回。自己能走到这一步，真的非常感谢医生们，感谢他们的鼓励和精湛的技术，感谢他们的耐心和爱心！

这次车祸，对我来说是一场煎熬，但更像一场考验。事实上，"神经源性膀胱"并不是我们过去想象中的那么可怕，完全可以治愈。有的老病友深有感慨地说："回过头来看患病后的种种情绪反应，现在想来很多事情其实是自己在吓自己。"因此患"神经源性膀胱"时，首先一定要保持冷静和积极配合治疗，我们的焦虑和失望情绪就会减轻，康复效果也会更加明显。

颅脑外伤是一种致死率、致残率较高的常见创伤，大多数患者经急救得以挽救生命，但常遗留不同程度的功能障碍，诸如意识、运动、感觉、言

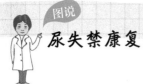

语、认知功能、排尿排便等方面的功能障碍。这些障碍可能会引起尿失禁，比如脑内负责排尿的中枢直接受损伤；或认知能力受损，失去辨别和执行在恰当的场所适时排尿行为；或沟通能力障碍，当需要请别人协助上厕时，无法适时表达；或运动能力，不能做正常脱裤子等活动，或腹肌、膈肌和盆腔肌肉的肌力减弱，排尿动力不足，逼尿肌和尿道扩约肌不协调等而引起尿失禁。

1. 颅脑外伤后尿失禁的临床特点

根据脑损伤部位、严重程度、疾病不同时期，患者排尿障碍临床表现复杂，主要是失去对膀胱或直肠控制导致的尿潴留、尿频、尿急、尿不尽和（或）尿路感染、便秘等多种症状，可为压力性、急迫性、混合性、充盈性或反射性尿失禁。急性期需要导尿管、尿布、尿垫，随着病情的恢复及临床康复，大多数颅脑外伤后的尿失禁患者可重新恢复控尿能力。

2. 颅脑外伤后尿失禁的诊断

有明确的颅脑外伤病史；存在下尿路功能障碍；两者存在时间相关性并用其他病因无法解释。

3. 颅脑外伤后尿失禁的康复治疗

与脑卒中后的尿失禁康复类似。

急性期

留置导尿管或间歇导尿、尿垫、尿布。

恢复期

膀胱训练：制定饮水计划，限制夜间饮水，定时排空膀胱。

排便训练：高纤维饮食、足够的液体、适度的体育活动、规律进食、必要时使用药物通便。

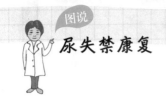

明确尿失禁的原因，综合盆底康复、神经调控和大脑整合技术，恢复控尿功能。

根据尿流动力学检查的结果，适当选用对症药物。

重视家属的卫生宣教。掌握尿意的预兆和信号以及寻找诱导排尿触发点。对于难治性的尿失禁，促使家属及陪护自觉地接受和主动参与配合各种膀胱训练和预防尿路的护理，管理好尿失禁。及时处理失禁导致的皮疹或皮损。

五、多发性硬化尿失禁的康复治疗

有时医生会问患者："您夜间小便次数不只一次吗？小便比过去更频繁吗？有了尿意，您不得不急冲到厕所去避免漏尿的尴尬吗？您有漏尿吗？"

或者医生还有更多的问题："自从初次被诊断患有多发性硬化，您是否有下列症状：小便时启动困难吗？

解完小便，感觉膀胱完全排空了吗？

有频繁或复发性尿路感染吗？

需要使用护垫或任何其他策略来防止衣服尿湿吗？

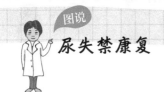

因为担心频繁小便而限制进食水分吗？

因为膀胱症状而限制喜欢的活动吗？

如果以目前的膀胱行为管理方式度过您的余生，您会不开心吗？"

如果患者回答有多个"是"时，那他的多发性硬化可能影响到膀胱功能了。不过，这些问题都是可以治疗的。

多发性硬化是以中枢神经系统白质脱髓鞘病变导致的神经系统疾病，其特征是病情反复加重和缓解，以 20 ~ 45 岁年龄段最常见，男女比例 1:2，80% ~ 90% 的患者有泌尿系症状如尿频、尿急、尿失禁。

1. 多发性硬化尿失禁的临床特点

至少80%的多发性硬化患者有膀胱功能障碍，

当多发性硬化病变阻止或延迟控制膀胱和尿道括约肌的中枢神经系统相应区域的神经信号的传递时，膀胱逼尿肌过度活跃，此时膀胱将无法保持正常的储尿，或着不能正常排空（残余尿增加）而导致尿频和（或）尿急。患者会表现为排尿启动延迟、频繁的夜间排尿（夜尿症）、尿失禁、尿潴留、无法完全排空膀胱等。

2. 多发性硬化尿失禁的诊断

有多发性硬化病史；有尿频、尿急、尿失禁等排尿障碍症状；尿流动力学检查和泌尿系超声检查。

3. 多发性硬化尿失禁的康复治疗

膀胱功能对肾脏健康是至关重要的，可以预防感染，并使个人独立、自信和保持整体生活质量。反复的膀胱或尿路感染和／或肾结石可以导致多发性硬化患者严重的疼痛和整体健康下降，使患者的

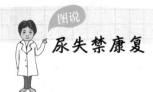
工作、家庭和社会活动困难，甚至失去独立、自尊和自信。最严重的是，未经治疗的泌尿问题可以导致严重感染和皮肤破裂，两个因素都可以缩短多发性硬化患者的寿命。早期的医疗评估是很重要的，首先要确定膀胱症状的原因，选择合适的处理方式和治疗策略。

通常患者可以成功管理膀胱症状，如生活方式的改变、药物治疗、物理治疗和／或神经刺激过程。生活方式的改变可能包括：饮食调整、睡前数小时摄入足够的液体，膀胱训练或排尿计划等。尽管多发性硬化尿失禁治疗难度大，但经过膀胱症状的仔细评估，可以选择多种形式的药物和物理治疗，以解决特殊的膀胱症状。物理治疗方式有：

神经肌肉电刺激，可采用经皮胫神经电刺激，每日 30 分钟治疗，经 4 周治疗可以减少尿频、尿急和夜间小便失禁。

生物反馈治疗，患者可每天回家练习。

间歇导尿适用于排空膀胱困难者，每天一次或多次可以帮助控制膀胱渗漏、紧迫性和尿频症状。

骶神经电刺激术。

电针、肌筋膜手法治疗及盆底肌肉锻炼。

六、帕金森氏病尿失禁的康复治疗

帕金森病是一种常见的神经系统变性疾病，老年人多见，平均发病年龄为 60 岁左右。其临床表现主要包括静止性震颤、运动迟缓、肌强直、姿势步态障碍及尿失禁，同时可伴有抑郁、便秘和睡眠障碍等非运动症状。帕金森症患者常有膀胱过度活跃，可以发展为不能遏制的膀胱痉挛。

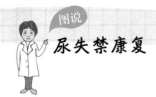

1. 帕金森氏病尿失禁的临床特点

帕金森病通常发生低容量膀胱、尿频和尿急。帕金森病患者和他们的照顾者常以夜尿次数多作为主诉，常常半夜起床最为常见，非运动症状影响帕金森症患者。由于肌肉的限制和知觉问题，晚上去厕所会增加跌倒的风险和严重伤害，因此需要夜间紧急管理。

2. 帕金森氏病尿失禁的诊断

有帕金森病病史；有尿频、尿急、尿失禁等排尿障碍症状；尿流动力学检查和泌尿系超声检查。

3. 帕金森氏病尿失禁的康复治疗

临床以药物治疗和行为治疗为主，常用的药物有：

治疗帕金森病的药物

帕金森病的治疗在减轻帕金森尿频症状的同时，膀胱状况也会随之改善。值得一提的是多巴胺受体激动剂对改善帕金森病患者的膀胱症状有较好的作用。

改善尿路症状的药物

去氨加压素：通过模拟抗利尿激素或抗利尿激素，使肾脏产尿减少。

达非那新：能缓解膀胱痉挛和治疗膀胱过动症。

奥昔布宁：或托特罗定，可使膀胱逼尿肌的肌肉放松。

索利那新：最近推出的抗胆碱能药，选择性抗毒蕈碱，其抗胆碱能副作用小，临床副作用少。

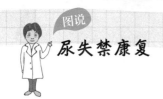
希望帕金森病患者能够重视自己身体状况，采取积极正确的方式来缓解疾病，有助于帕金森病尿失禁的治疗和改善。

七、痴呆症尿失禁的康复治疗

认知是大脑皮层的正常功能，包括对自己与环境的确定、感知、注意、学习和记忆、思维和语言等。执行功能指的是有效地启动并完成自己决定的、有目的的活动的能力，执行功能是种复杂的过程，含有计划、启动、有效地进行有目的的活动以及自我调整等内容，涉及计划、启动、顺序、运行、反馈、决策和判断等。任何引起大脑皮层功能和结构异常的因素均可导致认知障碍，并呈渐进性发展，其退化的幅度远高于正常老化的进展，也就是常说的痴呆。阿尔茨海默病是最常见的痴呆症。

1. 痴呆症尿失禁的特点

痴呆症患者通常有记忆问题和日常活动（交流、洗澡、做饭等等）困难，他们的表现经常使家庭其他成员感到焦虑和困惑。对于患者家人和医疗专业人员，痴呆患者的管理非常复杂，具有挑战性，需要耐心对待。痴呆患者的尿失禁可能源自与尿失禁相关的主要功能障碍，比如经常会忘记在哪里可以找到厕所；忘记如何解开衣服；当他们到厕所后，忘记要做什么；并且老年痴呆症患者随着前列腺或妇科变化更容易引起泌尿系统感染及肠道变化（腹泻或者便秘），需要看护者多关注。

2. 痴呆症尿失禁的诊断

有痴呆症病史；有尿频、尿急、尿失禁等排尿障碍症状；尿流动力学检查和泌尿系统超声检查。

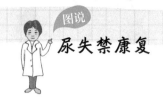
3. 痴呆症尿失禁的康复治疗

除了常规尿失禁的处理，痴呆症尿失禁的处理还需做到如下：

治疗前了解膀胱和肠道情况

了解尿失禁及粪失禁发生的原因和地点，如去厕所的时间和/或漏尿；漏尿的严重程度：轻度——内裤是潮湿的，中等——裙子或裤子是湿的，严重——椅子、地板上或床上充斥尿液。大便情况，多久排一次大便，诸如此类问题均需了解。

饮水与饮料

确保痴呆的人每天喝 1.5～2 升的液体（或遵从医嘱）。喝水可以预防膀胱感染，以使肠道和膀胱能健康工作。尽量减少富含咖啡因的咖啡、茶和可乐等饮料，因为咖啡因可以刺激膀胱症状，使膀胱问题更难控制。确保他们吃适量的水果和蔬菜，保持适度活动，积极治疗便秘。

药物治疗

抗生素可以治疗膀胱感染。药物可以缓解膀胱刺激症状，储存更多的尿液，减少去厕所的次数。药物也可以使膀胱出口放松更容易排尿，因尿道出口太紧时尿液不容易排干净。对女性来说，激素替代疗法（片剂、外用贴剂或乳霜）可以使更年期后的女性更容易控制他们的膀胱。需注意的是，用来控制膀胱和肠道问题的药物可能会导致口干、便秘、体液不平衡，如有这些症状，需及时与医师联系。

帮助患者使用厕所

多关注痴呆患者日常的活动，如吃饭、锻炼和如厕等，勤于观察，当发现他们有想上厕所的任何迹象（例如发现他们坐立不安），就让他们上厕所。如果他们使用拉链和按钮有困难，可以改为田径服、弹性腰带或使用尼龙搭扣。在厕所门上贴通

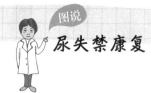

知或图片提示；保持厕所醒目，不要挡住去厕所的路；配用夜灯使厕所门容易被看到。平时记录患者什么时候上厕所或尿失禁，然后在这些时间点陪他们去厕所，或是提醒他们翻看宣传小册子中的膀胱和肠道图片信号，然后带他们去厕所等。

辅助用品与社区服务

考虑使用社区资源来帮助照顾痴呆患者，如设置洗衣房、商场和临时看护处。使用膀胱辅助产品，如尿垫和裤子可以改善生活质量。

八、儿童神经源性膀胱的康复治疗

小儿神经源性膀胱可见于脊髓发育不良、脑瘫、外伤、肿瘤、经骶尾部或盆腔的手术和神经系统炎症等，处理与成人相同。神经源性膀胱会引起慢性尿潴留、感染，导致严重的肾功能不全，因此可能影响患儿的生长及寿命。神经源性膀胱使患儿失去排尿的控制，会影响小儿的社会活动。还有，患神经源性膀胱的男性患者成年后常合并性功能障碍，阴茎不能勃起和射精，影响生育。

1. 小儿神经源性膀胱的临床特点

小儿神经源性膀胱的病因主要为先天性的，故大多可于出生后早期发现；外伤等获得性小儿神经源性膀胱可通过病史诊断。

膀胱充盈时无尿意。

合并下尿路感染（症状不典型），合并上尿路损害及感染，可有肾功能不全的表现，常见贫血及高血压等。

因内外括约肌协同失调及膀胱壁有不规则和微

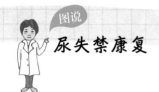
弱的自主性收缩，故表现为多量的不自主排尿、滴尿及多量残余尿，量可达 200～300 毫升。

2. 小儿神经源性膀胱的诊断

小儿神经源性膀胱大多于出生后早期发现，由于患儿无法合作行尿流动力学检查，常需要通过详细的病史询问和体格检查、完善的实验室检查和影像学检查以及一些必要的特殊检查来弥补上述不足。

体格检查

下腹膀胱膨胀，肛门松弛，会阴部感觉消失，排尿（排便）异常，行走障碍等。

实验室检查

最常见的并发症为尿路感染，但症状多不典型，如合并膀胱输尿管反流则可能加速肾脏的损害；在新生儿或婴幼儿可能导致水电解质紊乱、酸碱平衡失调、肾衰竭等，威胁患儿生命。因此进行尿常规、尿培养、尿素氮、尿肌酐以及血钠、钾、氯和二氧化碳结合力等检查，对了解神经源性膀胱患儿的上尿路损害程度与全身状况十分重要。

其他辅助检查

影像学检查与超声：影像学检查可精确评价患儿肾脏功能受损程度，超声检查无创伤，多用于了解上尿路情况以及患儿的长期随访。

尿流动力学检查：将尿流动力学结果与病史、体格检查以及影像学结果进行综合评价，有助对神经源性膀胱患儿做出个体化的全面诊断，从而给患儿提供合理治疗。

3. 小儿神经源性膀胱的康复治疗

迄今为止对神经源性膀胱的治疗尚无一种简便而单一的方法，常需要进行个体化的综合治疗。

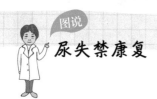

治疗原则

不同患儿的治疗方案因病情可以完全不同，但又存在着一些根本的治疗原则：保护肾功能；防止、控制尿路感染；尽量避免留置导尿和尿流改道；尽可能实现既能控制失禁又能基本排空膀胱和尿道，以改善患儿的生活质量。

治疗方案

患儿及其家长对治疗的理解和配合是治疗成功与否的关键，医生应对以下情况进行充分了解来合理选用治疗方案：

患儿的意识和智力情况，患儿是否具有治疗所需的能力，如是否能自行进行间歇性清洁导尿或排尿训练等。患儿和家长对神经源性膀胱及选用治疗方案的理解。患儿及家长的合作程度及其经济能力等。

康复治疗

导尿术：首选间歇性清洁导尿。

药物治疗：根据尿流动力学的检查结果，主要选择兴奋或抑制膀胱逼尿肌、兴奋或抑制膀胱颈和后尿道的两大类药物。

神经阻滞疗法。

其他方法：排尿训练、生物反馈等方法旨在诱导、强化正确的感觉反馈，以形成反射性排尿，可设计声音、图像的生物反馈疗法，增加患儿的依从性及疗效。对本症患儿需长期随访，随访有无尿路感染、肾衰竭及膀胱有无恶变。

定期泌尿外科随诊，伴有膀胱过度活跃、膀胱容量缩小及上尿路反流等特殊情况酌情手术治疗。

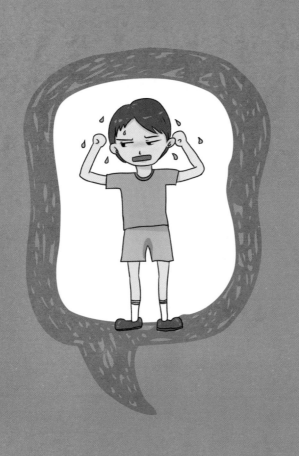

CHAPTER 12

老年性尿失禁的康复

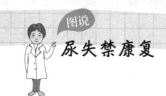
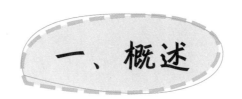

一、概述

按照国际规定，65 周岁以上的人确定为老年人；在中国，一般 60 周岁以上的公民为老年人。随着社会经济的发展、科学的进步及医疗水平的提高，人类平均寿命不断延长，老年人口比例逐渐增加，社会老龄化日益加重。2011 年我国老年人口比例达 13.7%，2013 年我国 60 岁以上老年人口已突破 2 亿，未来 20 年我国老年人口将进入快速增长期，到 2050 年老年人口预计将达到全国人口的三分之一。老年人随着年龄的增长，身体的各种生理功能都逐渐减弱，膀胱基底、膀胱颈和尿道筋膜松弛失去有力的支持导致尿道缩短及尿道阻力降低，或绝经期妇女雌激素缺乏导致尿道闭合压降低，尿失禁是老人遇到的一个普遍问题。据统计，老年人中 50% 有少量漏尿，25% 有中等、严重或特重的漏尿，日常生活受到严重影响。长期尿失禁

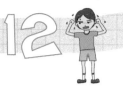

给老人生活带来不便、心理挫折及经济负担，丧失了健康，甚至丧失做人的尊严。

　　研究显示，随着年龄的增长，在膀胱逼尿肌兴奋中起重要协同作用的细胞间联接减少，神经传导能力下降；另一方面，尿道括约肌组织细胞萎缩，胶原蛋白合成减少，使组织弹性缺失，患者控尿能力逐渐下降，从而导致尿失禁。老年女性由于雌激素缺乏，尿道黏膜及黏膜下血管萎缩，尿道闭合能力丧失，或者也可因多产或助产造成括约肌损伤，故更易发生尿失禁。老年男性因良性前列腺增生而易出现膀胱出口梗阻，发生充盈性尿失禁和急迫性尿失禁。前列腺手术还可导致压力性尿失禁。

　　特别值得注意的是老年性尿失禁的发生除与泌尿系统本身疾患有关外，泌尿系统外的因素也会明显加重尿失禁的症状。如老年人行走不便，加之易患老年性疾病如糖尿病、慢性阻塞性肺疾病、心力衰竭、脑卒中、帕金森病、椎间盘突出、关节炎等

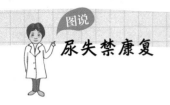
均可加重尿失禁的症状。因此，尿失禁的治疗应在关注泌尿系统本身疾患的同时注意泌尿系统外的因素，改善老年人的生活环境，积极治疗相关疾病，以明显提高老年尿失禁患者的生活质量。

康复目的：让老年人活得健康，活得有尊严。

二、老年尿失禁的流行病学

2014年美国对全国范围内老年尿失禁进行流行病学调查，显示不同年龄段人群尿失禁的比率

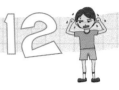

为：65~74 岁为 45%；75~84 岁为 30~62%；85 岁及以上人群达 70% 或更高。

尿失禁与老年人全身健康状况密切相关，如糖尿病、脑卒中、癌症、认识障碍、运动障碍、生活方式、年龄等皆可导致尿失禁。男、女尿失禁发病率都随着年龄增加逐年提高。膀胱过度活动症主要是尿急、可伴或不伴急迫性尿失禁，通常伴尿频和夜尿，在老年人中发病率很高。女性以压力性尿失禁转化为急迫性尿失禁多见，也可表现为压力性尿失禁和急迫性尿失禁并存的混合性尿失禁。男性老年人最常见的是急迫性尿失禁，其主要特征为强烈的、不能控制的尿急、尿频，夜尿增多，多因逼尿肌不自主收缩引起。老年人尿失禁很少由单一原因引起，而是多种原因如肌源性的、神经性的、激素的、医源性的及结缔组织退变所致。

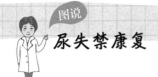
三、老年性尿失禁的检查与诊断

为了明确排尿障碍的病因、类型及严重程度，需根据详细病史、体格检查及专科检查，当出现基本检查不能明确或存在使治疗复杂化的神经系统疾病时需进一步完善影像学检查。专科检查包括排尿日记、压力试验、指压试验、残余尿试验、尿常规、尿垫试验、棉签试验、膀胱镜等。影像学检查包括超声检查、MRI 检查及下尿路影像学检查等。

1. 详细询问病史

首先应该询问尿失禁起病、频率、程度、类型、诱因、缓解或加重因素以及相关的症状，还应包括环境、吸烟、饮酒、肠道功能、结石、感染病史。女性患者应关注孕产史、妇科病史及绝经史。回顾可能影响现有症状的其他医学问题如糖尿病、

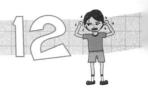

脑血管意外、帕金森病、高血压或使用镇静剂、利尿剂等用药情况，关注可能影响排尿的手术史如经尿道前列腺切除术、压力性尿失禁手术或盆腔手术。

2. 全面体格检查

根据病史提供的线索，完善相关的体格检查。对于男性患者还应检查前列腺大小及直肠内有无肿块，对于绝经后的妇女，应该检查尿道和阴道口，注意有无脏器脱垂、尿道炎或盆腔炎及盆底支撑的程度。神经系统检查应该评估患者意识水平、定向力、语言、长短期记忆力和理解力，循环系统检查可发现早期心衰和呼吸系统疾病，为尿失禁的诊治提供重要的参考依据。

3. 专科检查

排尿日记；尿垫试验；残余尿的测量；尿液分析。

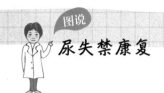
对于老年女性，以压力性尿失禁多见，常伴盆腔器官脱垂、会阴部薄弱和盆底肌肉松弛。老年女性压力性尿失禁的特殊检查有指压试验、压力试验、棉签试验。根据需要选择膀胱镜、盆底肌电图、盆底超声检查、磁共振成像及影像尿流动力学检查。

四、老年性尿失禁的康复治疗

老年性尿失禁的病因复杂，其治疗应视具体情况而定，需分清原因、分别处理。如能去除病因的，针对病因治疗，尿失禁症状会随之消失。不能去除病因的，康复治疗的目标是减轻尿失禁症状。对于体质衰弱或严重认知障碍的老年性排尿障碍患者，治疗目标是通过加强护理、处理相关的并发症、药物治疗以及尿垫等辅助用具等保持患者生活

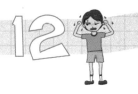

的舒适和尊严，防止可避免的并发症，促进肢体功能和生活质量的改善。采用生活方式干预、行为治疗、物理治疗、药物治疗、留置导尿或间歇导尿等综合方法，必要时采用手术治疗。

1. 生活方式干预

流行病学资料证实肥胖与尿失禁之间存在因果关系，体重控制是预防与治疗尿失禁的有效方法。食用充足的水果和蔬菜，避免摄入酒精类饮品、碳酸类饮料，降低咖啡因的摄入，摄入富含纤维的食物预防便秘。还要戒烟、避免剧烈运动、控制呼吸系统疾病等。

2. 行为治疗

行为治疗的核心是教育患者了解自身情况及各种康复治疗技巧，减少或根治尿失禁/尿潴留，常配合其他治疗方法使用，是膀胱过度活动患者的首选方法。膀胱训练是指对自身排尿行为的修正，使

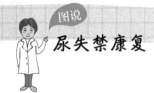
自己重新获得控尿的能力。通过控制尿急、延迟排尿或按时排尿的训练，即按规定时间排尿，并逐渐延长排尿的时间间隔，以逐步增加膀胱容量，用意识控制膀胱的感觉刺激，重建大脑皮质对膀胱功能的控制，最终恢复正常的排尿方式，将排尿次数降低在每 3～4 小时一次。减少尿急的方法：放松情绪，分散注意力，消除外界刺激如关掉水龙头、更换体位、快速收缩盆底肌。

3. 物理治疗

电刺激和生物反馈；磁刺激治疗；盆底肌肉锻炼；传统康复治疗如艾灸、针灸等传统康复治疗方法可疏经通络，提升盆底肌的张力和神经调控，从而改善膀胱功能，有效缓解尿失禁、尿潴留症状。

4. 药物治疗

临床药物治疗尿失禁依据不同发病机制而选

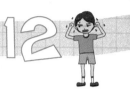

择，目前药物治疗是急迫性尿失禁（膀胱过度活动症）的主要方法，包括抗毒蕈碱类药物（托特罗定、索利那新、阿托品）、作用于膜通道类药物（钙离子拮抗药）、混合作用机制类药物（奥昔布宁）、三环类抗抑郁药（丙米嗪、度洛西汀）和前列腺素抑制药等。药物治疗压力性尿失禁的原理是通过增加尿道平滑肌和横纹肌的张力和紧张度，达到增加尿道闭合压的目的。逼尿肌 A 型肉毒毒素注射术对膀胱过度活跃的短期疗效得到公认。

5. 导尿术

6. 手术治疗

7. 排尿辅助用具

指应用尿片、尿垫、尿裤、外部集尿器等辅助用具达到社会意义上控尿或可接受的尿失禁的治疗目的。

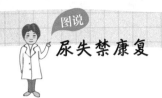

五、体质衰弱的老年性尿失禁的康复治疗

体质衰弱的老年性尿失禁往往伴随其他疾病，若是由于某些器质性疾病引起的排尿障碍，必须先治疗原发疾病，原发疾病控制后部分尿失禁会消失。如谵妄的患者去除谵妄的原因后，患者就会恢复自主排尿；有效抗生素控制尿路感染有利于预防尿失禁的发生，避免使用不适当的药物以减少药源性尿失禁；伴有肢体功能障碍或活动能力低的体质衰弱老年人出现尿急时，及时协助如厕，预防尿失禁的发生。另外，改善生活环境（如床旁应用便桶、便盆，消除如厕过道障碍，卫生间和走道配有扶手，马桶高度适宜，光线良好等）对预防尿失禁也很重要。所以对于体质衰弱的老年性尿失禁的预后，取决于患者的自身因素、治疗方案和期望值。

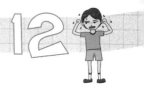

第三届国际尿控协会老年尿失禁委员会推荐的体质衰弱老年人控尿模式，现该模式扩展为适用于所有尿失禁人群。该模式中，有三种控尿方式：

1. 依赖控尿

是指借助行为治疗、药物治疗等干预措施可以获得干燥，当停止干预后，尿失禁又会复发，类似"高血压"或"糖尿病"等慢性疾病模式，很多失能老人需要持续的康复治疗和管理获得控尿。

2. 独立控尿

是指无需干预措施就完全获得干燥。

3. 社会性控尿 / 可接受的尿失禁

对于不能独立或依赖控尿的患者，需考虑社会性控尿或可接受的尿失禁，指应用尿垫等辅助用

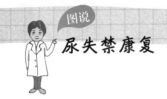
具，达到"社会意义上控尿"或"可接受的尿失禁"的治疗，许多养老机构的卧床老人就是采取这种控尿方式。

六、老年性尿失禁的注意事项

1. 尽管随着年龄的增长，老年人尿失禁增多，但不是自然老化的过程，而应看做一种疾病或相关疾病的一种症状。需要加强对尿失禁的认识，及时就诊，若延误了患者的治疗，会增加医疗的费用和治疗的难度。

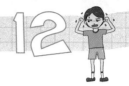

2. 功能正常者的残余尿量几乎为 0 或不超过
50 毫升，如果超过 100～150 毫升则可增加尿路感
染的风险。因此倘若残余尿量超过 100 毫升，需要
定期复查，必要时积极处理。

3. 认知障碍患者的排尿障碍可使用尿片、尿
垫、尿裤、外部集尿器等辅助用具，也可采用间歇
导尿加口服抗毒蕈碱药如盐酸奥昔布宁片，能使膀
胱容量增加，有效控制尿失禁。

4. 对于有多种并发症的体质衰弱的老年性排
尿障碍患者，如合并糖尿病、认知障碍、多发脑梗
死、帕金森病、抑郁症等，在治疗老年性排尿障碍
的同时，积极治疗原发病，并避免使用导致或诱发
尿失禁或尿潴留的药物。

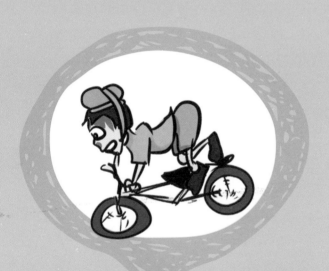

13

尿失禁的预防

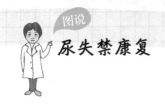

尿失禁康复

尿失禁患者需要特别注意饮水量、穿深色服装并尽量减少外出，出门在外时先留意附近厕所、绘制厕所分布图，乘坐飞机、火车出行时选择靠近洗手间或出口的位置等。有些老年人使用成人纸尿裤、尿垫等，心理压力大，精神紧张。尿失禁患者还可引发如泌尿系统感染、皮肤感染、性功能障碍、抑郁等，增加跌倒与骨折的风险，对于患者来说是一种说不出口的烦恼和焦虑。尿失禁严重威胁着人们的身心健康，给人们带来了心理、生理诸方面问题，甚至被称为"社交癌"。

与发展健康中国战略倡导"预防为主"的理念一致，尿失禁的预防意义重大。大部分尿失禁是可以预防的，尿失禁的预防比治疗更加重要。积极控制尿失禁的危险因素，注意调整生活方式，做到早预防、早诊断、早治疗及长期管理。

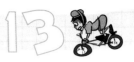

尿失禁的预防意义
大于治疗

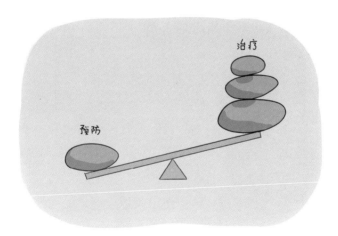

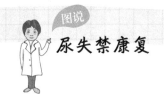
一、尿失禁的高危人群与危险因素

1. 尿失禁的高危人群

是指容易罹患尿失禁的人，主要有：

20 岁以上的已育女性，尤其经阴道分娩、多产、难产、绝经者；

高龄老年人，常见于 50 岁以上男性前列腺疾病患者；

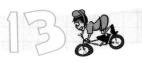

合并神经系统疾病、糖尿病、慢性呼吸系统疾
病或盆腔术后；

长期卧床者。

2. 尿失禁的危险因素

尿失禁的危险因素很多，包括妊娠、产伤、肥
胖、绝经、慢性前列腺炎、吸烟、便秘、遗传、久
坐不运动等。

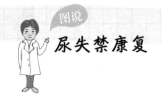

图说

尿失禁康复

二、尿失禁的健康教育

为了更好地防治尿失禁，针对医护人员及民众普及尿失禁的健康教育很有必要。开展在医院、社区、养老院、网络平台、会议及培训班等多种形式的健康宣教，尤其对于可能发生尿失禁的高危人群及有危险因素的潜在人群，让他们认识尿失禁、知晓尿失禁及其防治方法，个人主动参与，有效预防尿失禁，远离尿失禁带来的各种不适。

1. 情绪管理

排尿与情绪有关，调节好心情对部分尿失禁患者有效，患者更有信心克服尿失禁。

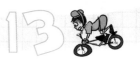

2. 预防尿道感染

注意会阴部卫生，多饮水，勤清洁，用淋浴，勤换内裤。

3. 保持有规律的性生活

研究证明，性生活是最好的锻炼盆底肌方法，更年期或绝经后的妇女继续保持有规律的性生活，能明显延缓卵巢合成雌激素功能的生理性退变，降低压力性尿失禁发生率，同时可防止其他老年性疾病，提高健康水平。合理、健康的性生活也是预防男性前列腺疾病的良好措施。

4. 加强体育锻炼

缺乏运动与现代久坐的习惯导致盆底肌松弛乏力，控尿能力下降。进行科学适度的体育锻炼和盆底肌群锻炼能促进健康，最简便的方法是坚持核心肌群和盆底肌锻炼。

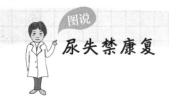

5. 控制体重

肥胖是尿失禁的独立危险因素，有效控制和管理好体重是防治尿失禁的有效方法。

6. 合理膳食

饮食要清淡，多食含纤维素丰富的食物，防止因便秘而引起的腹压增高。并避免食用可能刺激膀胱的饮料和食物，如咖啡、辛辣食物、碳酸饮料等，晚饭后少饮水。

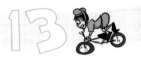

三、女性尿失禁的预防

女性尿失禁的发生率明显高于男性，妊娠及分娩是尿失禁发生的重要危险因素，因此做好孕前、孕期及产后保健，是预防女性尿失禁的关键。

1. 孕前

孕前是预防女性尿失禁的重要阶段，但往往被忽略。备孕的保健包括呼吸调整、下腰痛的防治及核心肌群锻炼等。

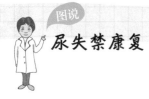
2. 孕期

应保持孕期体重适宜增长，防止巨大儿发生。严密观察产程，防止产程延长，尽量减少妊娠和分娩对盆底肌肉的损伤。避免错误的呼吸模式，适度运动，调整饮食，预防便秘。定期体检，科学生产。预防胎位不正以及产钳助产、侧切、会阴撕裂等产伤。做好孕期肛提肌锻炼的指导及宣传。

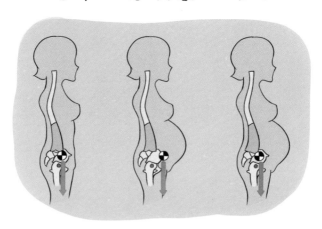

孕产妇尿失禁的预防

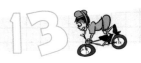

3. 产后

分娩是女性尿失禁的最重要的危险因素，做好产后早期康复很重要，其中妊娠晚期对盆底负荷最大，不管剖腹产或经阴道分娩都会导致盆底松弛与下降；阴道分娩引起不同程度的神经、肌肉和连接组织损伤；剖腹产损伤肌肉与筋膜的完整性，引起粘连或激痛点或张力增高，导致疼痛与盆腹动力学障碍。

产褥期新妈妈康复细节：

产后及早盆底锻炼。首先要保证充足的睡眠和健康的饮食，然后尽早开展产后锻炼，有规律地进行盆底肌锻炼（阴道分娩后 24 小时即可开始小幅度的盆底肌锻炼）；若有器械助产或会阴撕裂，在身体可耐受的前提下再循序渐进开始盆底肌锻炼。若保留导尿管，应在拔除导尿管后再进行盆底肌锻炼。产后早期开始并坚持盆底肌肉锻炼的女性，年

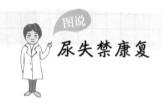
老后这组肌肉的力量仍很强。只要生命体征平稳，剖宫产后也可及早进行康复。在床上进行呼吸练习和四肢活动，呼气时轻轻提起盆底肌、保持，然后放松，重复数次。待切口瘢痕愈合时，手法轻柔松解瘢痕，预防粘连。也可以进行收紧小腹的运动，从内而外、缓慢柔和地强化腹部力量和恢复形体。咳嗽时收紧盆底肌肉，保护缝合线。

平时养成良好的姿势习惯，保持身姿挺直。产褥早期可腰背微屈，保持盆底肌和腹壁肌肉的自由活动。

无论阴道分娩还是剖宫产后，侧躺的姿势是理想的哺乳姿势；坐位哺乳时，选择有靠背的椅子，把宝宝紧贴胸壁而不是弯腰喂食，不要坐在床上或跷二郎腿哺乳，会导致脊椎或骨盆歪斜。哺乳时也是进行盆底肌肉锻炼的理想时机，哺乳后在站立位重复盆底肌锻炼。

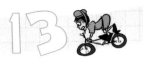

在盆底肌形成反射性收缩之前，停止任何下压盆底肌的活动，在咳嗽时收紧腹部并提升盆底肌。产后 4 ~ 6 周内避免重体力劳动或托举重物以减少腹压增加对盆底的负荷。

有腹直肌分离的产妇，起床时先侧身，避免以躯干直接向前弯曲的动作起床。同时加强练习腹横肌和盆底肌，腹横肌的功能是拉平腹部，加强腹横肌的力量是治疗腹直肌分离最有效的方法，也促进盆底肌的恢复。切记：此时绝对不能练习仰卧起坐或平板撑，否则腹直肌分离越发加重。

4. 女性全生命周期的呵护

避免长期高腹压，日常要练习正确的呼吸模式，保持良好姿与体态，加强运动和盆底肌锻炼，呵护盆底健康，预防尿失禁。

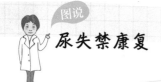
四、男性尿失禁的预防

男性尿失禁虽然比女性少，但在临床也经常遇到，所以男性尿失禁的预防依然重要。男性尿失禁的发生与盆底肌及前列腺问题密切相关。

1. 男性因为前列腺问题容易导致急迫性尿失禁或膀胱过度活跃，所以呵护好男性的生命腺—前列腺，对于预防尿失禁非常重要。另外，也要避免下尿路感染等问题。

2. 长期肥胖、久坐不动、脊椎病变及"葛优躺"姿势，会使男性的盆底功能下降，导致压力性尿失禁、急迫性尿失禁或混合性尿失禁。对此，要加强姿势管理、调整呼吸模式，强化腹背肌群及盆底肌协调训练，预防漏尿。

3. 对于前列腺手术或盆腔手术导致的尿失禁，需加强预防原发疾病及尽量避免手术损伤。

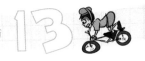

五、老年尿失禁的预防

老年尿失禁患者的病因很多，任何暂时性病因一旦发现，均应积极治疗。

1. 尿路感染的防治

老年人不要憋尿，及时排尿，一旦发现尿路感染，及时抗尿路感染治疗。

2. 激素替代疗法

老年女性患者由于绝经后体内雌激素水平下降而发生萎缩性尿道炎、阴道炎，使尿道黏液生成减少，尿道的密闭性下降，同时盆底结构也加速老化。因此，老年女性在围绝经期可遵医嘱适当补充小剂量雌激素。

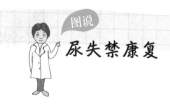
3. 药物相关性尿失禁

老年人常见的药物如强利尿剂、抗胆碱能药、抗精神病药、钙通道阻滞剂、麻醉性镇痛剂等导致尿量过多，容易出现尿失禁，必要时停用引起尿失禁的有关药物。

4. 运动障碍相关性尿失禁的预防

有些老人因身体障碍丧失及时如厕能力：如患关节炎、帕金森病、站立有困难的老年人，由于行动障碍不能及时如厕而漏尿，需改善患者的活动功能来控制尿失禁。盆底肌锻炼对预防老年性尿失禁也是有益的。

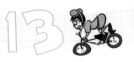

5. 内科疾病相关性尿失禁的预防

积极治疗原发病，预防相关疾病导致的尿失禁。比如积极治疗脑血管疾病、意识障碍、糖尿病、尿崩症、慢性咳嗽、便秘等原发病，从而治疗尿失禁。长时间的尿失禁、神经功能障碍会使患者感染和意识障碍加重，形成一种"恶性循环"。引起患者发生尿失禁的病因既有神经性的，也有非神经性的。因此，要深入分析神经疾病患者尿失禁的具体临床病因，针对性地采用科学有效的护理手段和治疗方法，来帮助患者控尿。

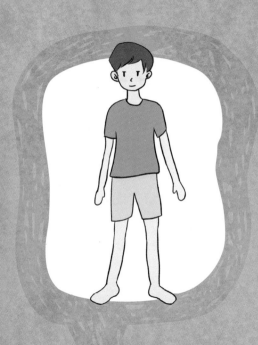

CHAPTER 14

尿失禁的管理

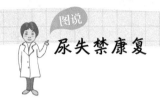

　　尿失禁的管理是全面、全程的医学管理、服务和关爱，包括药物处方、康复处方、运动处方、营养处方、心理处方（含睡眠指导）和戒烟处方等。许多患者羞于启齿，不会主动寻求治疗，或者认为是小问题，无关重要，不会危及生命。实际上，有漏尿的患者，在生理方面可能会引起湿疹、褥疮、皮肤及尿道炎、阴道炎的风险，同时影响患者心理健康及生活质量。不敢出门，出门怕找不到厕所，或经常带着卫生棉和护垫，不安、焦虑、丧失自信心，社交生活及性生活都会受到限制或终止。尿失禁会影响患者各个方面，严重影响患者的生活质量，需要及时、准确地诊治和长期管理（表14-1）。

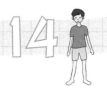

尿失禁的管理

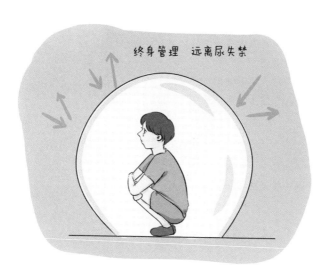

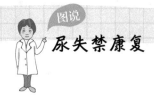

图说

尿失禁康复

表 14-1 尿失禁降低生活质量

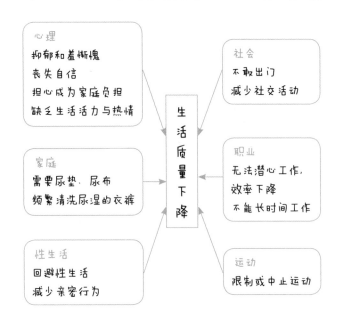

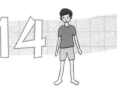

一、尿失禁管理的人群

尿失禁的高风险人群及已经确诊的各类尿失禁患者（包括术前、术后患者）。

尿失禁高危人群

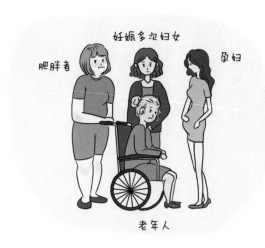

肥胖者　妊娠多次妇女　孕妇　老年人

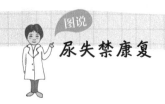
二、尿失禁管理目标

预防：强调风险评估的重要性，对尿失禁的高风险人群，有的放矢去预防。

治疗：治愈（轻中度尿失禁患者）；减轻（中重度尿失禁患者）；维持（神经源性疾病的尿失禁）。让尿失禁高危人群远离尿失禁，让尿失禁患者告别尿失禁，过幸福自在人生。

尿失禁管理目标

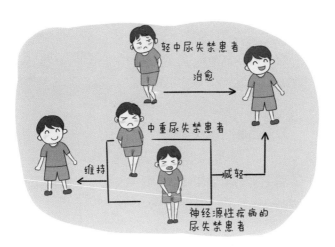

轻中尿失禁患者

治愈

中重尿失禁患者

维持

减轻

神经源性疾病的
尿失禁患者

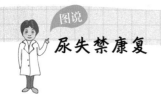
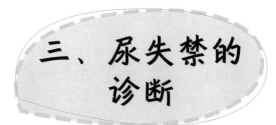

三、尿失禁的诊断

有尿失禁高危因素或明确漏尿症状，建议到尿失禁专科就诊。

1. 全面问诊

有无不自主漏尿症状；有无其他下尿路症状；其他相关疾病。

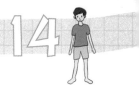

2. 体格检查

会阴部检查、泌尿生殖系统检查、神经系统检查。

3. 辅助检查

盆底肌肉评估、盆腔脏器脱垂的评估、尿液检查、残余尿的检测、排尿日记、尿垫实验、尿流动力学检查、其他尿道功能检查、膀胱镜、影像学检查；症状评分及 QOL 评估。

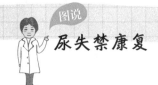

四、尿失禁的长期管理

尿失禁可以治愈，但都有再次复发的高风险。神经源性膀胱患者，可能长期伴随下尿路症状，需要长期管理达到控尿。

1. 信息提供，收集资料。

尿失禁的病史采集与随访

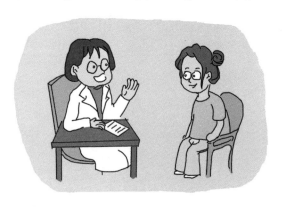

2. 健康宣教。

3. 行为治疗

包括膀胱训练、定时排尿、延迟排尿。

4. 康复治疗

盆底肌训练、神经肌肉电刺激、生物反馈治疗、生物反馈电刺激、盆底磁刺激、呼吸训练、针灸、手法治疗、运动康复、骨盆调整等综合治疗，协同提高疗效。

尿失禁的综合康复治疗原则：倡导预防尿失禁，用最优化方案治疗尿失禁。

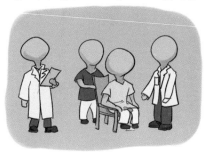

尿失禁的综合治疗

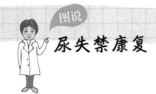

5. 二氧化碳激光治疗或子宫托治疗。

6. 药物治疗

急迫性尿失禁：口服药物有索利那新；丙米嗪；哈乐等。肉毒毒素注射术适用于盆底肌痉挛及膀胱过度活动症。

压力性尿失禁：多米君；雌激素替代疗法；丙米嗪等药物。

尿失禁的药物治疗

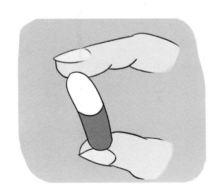

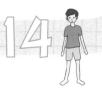

7. 多学科综合治疗原则

多学科合作模式治疗尿失禁：与神经内科、神经外科、骨科、老年科、妇科、产科和泌尿外科等合作，为患者提供全面、优质连续的个性化治疗。

尿失禁的多学科合作管理模式

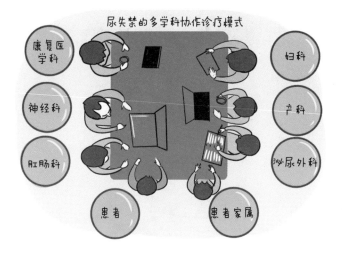

尿失禁的多学科协作诊疗模式

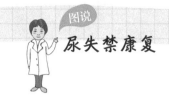

8. 外科手术治疗

非手术治疗疗效不理想的患者可转诊外科进行手术治疗。

9. 随访及跟踪

对于尿失禁患者，建议终生定期随访。管理好尿失禁，让尿失禁不影响生活。

尿失禁的随访与跟踪

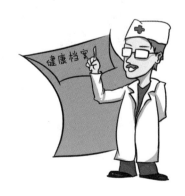

Happier life from continence. Conquering Incontinence，enjoy your free lifestyle。

告别尿失禁，享受自在幸福人生

58检